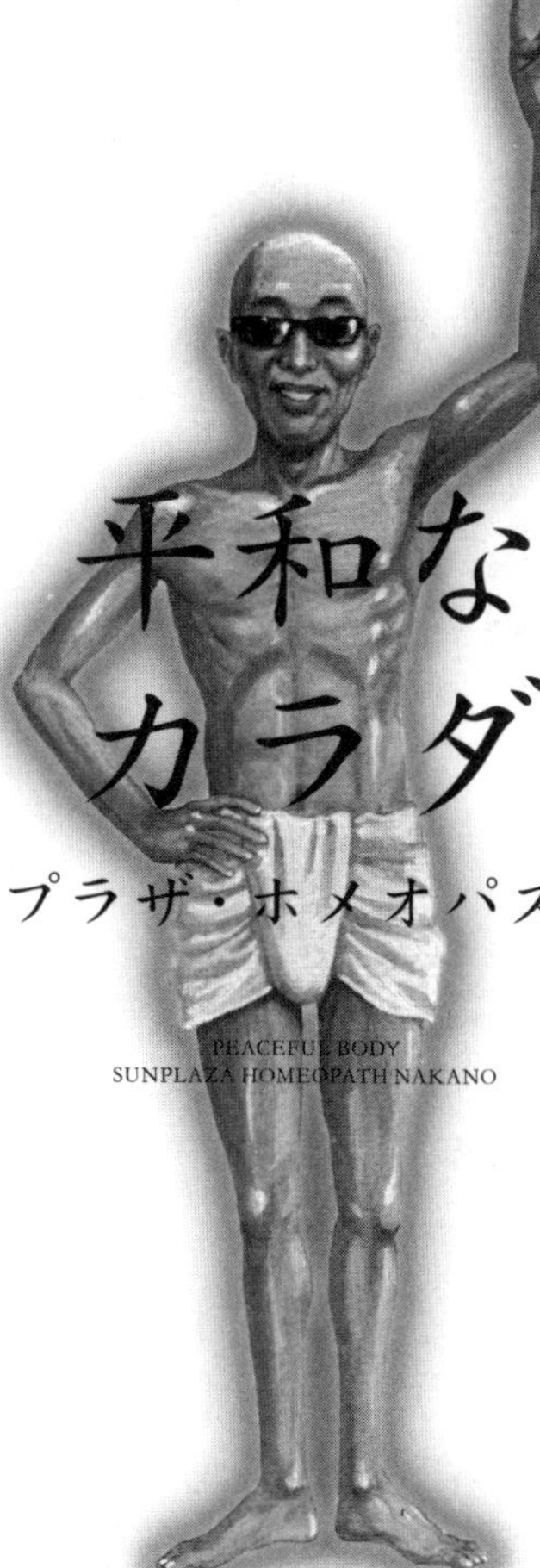

平和なカラダ

サンプラザ・ホメオパス・中野

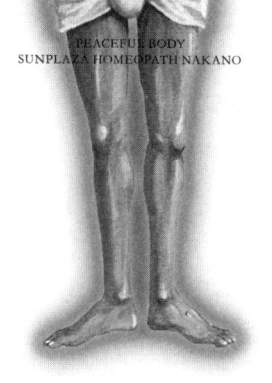

PEACEFUL BODY
SUNPLAZA HOMEOPATH NAKANO

ユビキタ・スタジオ
UBIQUITOUS-STUDIO

目次

デザイン＝寺井恵司／カバー装画：相場幸二

この本の成り立ち

この本は、偉大なサンプラザ・ホメオパス中野師へのインタビューによる本ではありますが、先輩・後輩の間柄でつくった本でもあります（私・堀切が高校・バンド・大学の先輩）。したがって、偉大な中野師に対して、私は畏れ多くもタメ口ないし目上口でしゃべっております。この点は、中野君の若いファンの方々には非礼と感じる方もいらっしゃるかも知れません。

しかし、あとで敬語に直すのもなんかこそばゆい気がしたので、そのままとしました。

この本には、中野師の故郷、千葉県柏あたりの一九八〇年代の音楽シーンに関しての、伝説の香りもうっすら染みついております。そんなわけで、健康法に邁進し始める以前の中野師の活動についての、ご関心を充たすところもありましょう（中野君たちがつくったレーベル、「柏兄弟」をよろしくね！）。

ひとつの時代の証言であり、現在と未来への価値の提言！　それがサンプラザ・ホメオパス中野師の「カラダ」を通して行われます。

そういう本であります。

ユビキタ・スタジオ　堀切和雅

ストイックであることに憧れた怠け者時代 1

向上心がなかった

——この前柏で、久々にお会いしましたね（NHKの番組の収録）。そこでお話したこととやや繰り返しになりますが、中野君は僕の高校・大学の後輩でもあります。僕らのやっていたバンド、「スーパースランプ」のステージを初めて柏の京北《けいほく》ホールで見たときに、どういう気持ちになりましたか。

中野　あれは一九八〇年四月のことです。大学に入ったばかりで、私は体育会ボート部に入って早慶戦に出ようと、ちょっと変なことを考えていた（笑）。それが、ずっとトレーニングをしていて飽きてきて、それで見に行ったわけです。

——ボート部だったの!?　強い体になりたいとか、あったんですか？

中野　僕は、なんか環境が変わるとストイックなことができるような気がしちゃうんですね。それで、それ以前、東葛高校[1]に入った時も、なんかグラウンドで延々走っているランナーってかっこいいんじゃないかなと思って、陸上部に入りました。

――そういうストイックなものへの憧《あこが》れというのは、どういうところから来ていると思いますか？　生きるということはストイックなことだと思っている？

中野　それほどのことじゃないですけど……。

――何かに集中していくということをやりたいと思うのは、その反対に、集中できない自分があったとか、そういうことでもない？

中野　でも、高校入った時も、大学に入学した時も、どっちも受験勉強をやって徹底的に集中してきた直後なので、ただその気分の延長に浸っていただけじゃないかな(笑)。それの延長が、次は体に向かったんじゃないかな。脳の次は体、みたいな。

――早稲田の政経はその頃、学部によっては偏差値的に東大の一部の学部より高いといわれていたけど、私立の最高峰という意識？　それで入りたいと頑張ったの？

中野　あのですね、高校を卒業した時点で、つきあっていた女の子にふられて……。僕の方はずっと遊んでいて結局浪人になっちゃったんだけど、彼女はちゃんと勉強して国立に受かったの。僕が放課後「遊びに行こう、行こう」とずっと言っていたのが嫌だったらしく、「中野君は怠け者だから嫌い」と（笑）。

—— 「向上心がない」みたいに言われたのね。

中野 そうそう（笑）。じゃあ、ちゃんと勉強していいところに入って「もう一回付き合ってくれ」と言いに行こうと思って。

—— ああ、それでわかった、動機が。

中野 でも数学ができなかったから受験するなら私立だったんですよ。そういうきっかけだったんですけど、自分を鼓舞《こぶ》して持ち上げていくうちに早稲田が大好きになって、早稲田の政経に行かなきゃというふうに自分を持っていくことも可能になった。

—— 彼女は？

中野 戻ってきましたよ。

—— ええ、そうなのか（笑）大学入ってから？ ふーん、きっちりしてるんだな。

中野 その後またふられてますけどね（笑）。

なぜだか体育会ボート部に。でもすぐ挫折

——それで大学に入った直後に中野君が早稲田の角帽《かくぼう》を被ってさ、「何やってんだ中野は」と思ったのは覚えてるんだけど、じゃあその頃はボート部にいたわけ？

中野　いましたよ。学ラン着て角帽被って高下駄《たかげた》履いて入学式に行って、そこでスカウトされましたから。「君、身長もあるしボート向きだよ」「え、僕高校のときは全然運動してませんから」「いや、ボートっていうのはインテリのスポーツなんだ。ちゃんと考えたそれなりの鍛え方があるから大丈夫だ」と。

——じゃあ「スーパースランプ」のコンサートを見に来たときも、ボート部に所属して練習をしてた？

中野　そうですね。あのコンサートを見に行った日の、たぶん一ヶ月くらい前から練習し

ていました。練習といっても基礎体力をつけるもので、文学部校舎の体育館の前に集合して、戸山公園とか箱根山とか走ったり、スクワットしたり。

――それはそれで気持ちのいいことでした？

中野 ええ。でも、その基礎練習をやって、一ヶ月くらいになると、ああ無理かなあ、と。飽きてきちゃった。

　で「スーパースランプ」を見に行ってたら、これはおもしろいや、すごいなすごいな、最高だなと思って、次の日に豊岡[2]さんに通学の電車の中で偶然会って、「ボーカルやらない？」って言われたんで、「ああこれだ！」と思って。でも、どうやってボート部やめようかなあと。

だいたい五月の連休明けに、合宿所――埼玉県の戸田の競艇場の近くにボート部の合宿所があってそこで漕艇するわけですけど、そこに行かなきゃ、住まなきゃならないと。そこに行ったらやめられないなあと。そこで勇気を振り絞って「やめます」といったら、「お前みたいな奴は何やっても大成《たいせい》しないよ」って言われて（笑）。「やっぱそうですかねえ」と。

――その時点ではそう言われるだろうね（笑）。

中野　入部した時点で、「今年の新入生はこれだけいる。お前ら同期だから、いいか、一人も落伍者を出すなよ」みたいな（笑）。その中でいちばん最初に簡単にやめました。

――早く抜けられてよかったね。若いときは自分の適性がどこにあるのかわかっている人は少ないと思うけど――特殊な天才を除いて――そのころ中野君が出会った「スーパースランプ」だって、特殊なものを持ってはいたけれどもアマチュアバンドだし、僕にしたって楽器演奏の適性があってバンドやってたわけではない。中野君も、「ボーカリストにならない？」と突然言われたときに、自分に歌手として適性があるのかどうかはわからないわけじゃない？　でもやれると思った？

中野　小児まひで右半身麻痺《まひ》だったんで、楽器ができないというのがあるんで、バンドをやるとしたら歌しかできない。あと、子どもの頃から歌はかなり好きだったし、親戚の集まりとかに行くともてはやされて、「上手、上手」と言われて。まあ親戚にですけれどね（笑）。子どもは人前で歌えば楽しいじゃないですか。そういうので、歌う快感は知ってましたね。

合唱コンクールとか中学校の合唱祭とかなどで率先して歌うタイプだったんで、周りの同級生にもそれなりに誉められてました。

――ところが、バンド活動がだんだん本格化していくに従って、本当にうまくならなきゃいけないわけじゃない。それで、江戸川の河原で歌ったという話も聞いてるけど(笑)。

中野 歌ったっていうか、ただ大声出しに行っただけ(笑)。あと、布団の間に首を突っ込んで大声出したりしてましたね。

――「ロックには大声が必要だ!!」と思ったわけ?

中野 そうだなあ。あと、ボーカリストってバンドの中でいちばん身分が低いじゃないですか。というのは、アマチュアのバンドでそんなに演奏がうまくない人たちっていうのは、まあギターでいえばEで曲を作りますよね、開放弦を使えて、いちばん演奏が楽だから。でもキーがEで歌うってかなり高いじゃないですか。だけど演奏陣のほうは、「声が出ないほうが悪い」と。そういうプレッシャーがありましたね。

――バンドがアマチュアとして有名になっていく初期は、ストイックな姿勢というのが自分の中に出ていた？　四六時中歌のことを考えていたりとか。

中野　いや別に。全然ストイックじゃなかったですよ。まあバンド中心には考えてましたね。でもご存知の通り、練習は週に一回二時間。でもそれはセッティング込みだから、実際は週に一時間くらいしか練習しない。

——なんでそんなに練習しなかったんだっけ？　お金がなかったからだっけ。

中野　お金もないし、やっぱ忙しかったからじゃないですか、バイトとか。それでも「自分はバンドマンなんだ」っていう意識がものすごく高かったですね。だからバンドということに関してはかなり意識の中心にあったというか、それしかよりどころがなかったというか。

とにかく体調が悪かった

——その頃は元気で当たり前の年齢だったわけだけど、何も調子悪いところはなかった?

中野 いやいや、冷え性で便秘ですぐ下痢。それはもうずっと子どもの頃から。自分で、元気だってイメージはなかったですね。高校に行ってるときも、すごく疲れやすかった。あと大学への通学なんて、千代田線に乗って大手町で東西線に乗換えて行くだけでヘトヘトでした。なんて大変なんだろうと。

でも、今は大阪日帰りで飛行機で行ってもそんなにつらくないですよ。次の日北海道とかでも「ああ」と。地力《じりき》がついてきた。たぶんそれは食べ物のせいだと思うんですけどね。

――身体が疲れる食べ物を食べてないんだね。

中野　かつては、甘いものが大好きで肉が大好きで、もう野菜なんて意味がないと思ってたから。

――ちょっと戻るんだけど、中野君は普通に見てわかるような小児まひじゃないよね。出生時に出産が長引いたとかそういうことで障碍《しょうがい》が残ったの？

中野　発症したのは二歳の後半ですね。

――じゃあ熱を出したとかそういうことで。

中野　そうみたいですね、高熱だったかな。でもこれは最近、ホメオパス（後述の、「ホメオパシー」のできる人）になっていろいろ考えてわかったことだけど、どうやらワクチンのせい、予防接種のせいじゃないかなと。というのは僕は右半身が麻痺したんですけど、ポリオウィルスは検出されてないんです。だけど当時行った県立病院で「謎の小児まひ」みたいな。それが『山梨日日新聞』にも載ってしまったくらい特殊な。当時小児まひの人は多かったんですよね。だけどウィルスは検出されていないからこれは謎だと新聞に出た。

——ほとんど右半身が動かなくなった時期があったの？

中野　全然動かなかった。もう口なんかちゃんと閉まらなくなっちゃって、よだれだらだら。

——そこからどういうふうに……リハビリみたいなことはやったんですか？

中野　えーとね、医者に通ってリハビリをしたっていう記憶はないんですけど——とにかく、歩かされたかな。甘えさせないようにしてたんじゃないかと思うんですね、当時、親としては。

——二歳後半というと、右半身がよく動かない自分、という記憶はあるわけ？

中野　ないですね。でもいまだに右半身は動かしづらい。
　だから、ギターは弾けるけど正確なピッキング、素晴らしいピッキングができないから、もうギターとかウクレレとか習っても上達しないからつまらないんですよ。

——字を書くのはどっちでやってました？

中野　字は左で書いてます、今でも。

——結局、左が鍛えられて利き腕になったのかな。

中野　そうです。でもはさみとか包丁は右だから、ほんとは生まれながらの右利きですよ。
それが後天的に左を使わざるをえなくなって右脳が発達したんですよ（笑）。

――それはすごく重大な影響を及ぼしてるかもしれない、君の人生に。

中野　ですね（笑）。
特に芸術分野は右脳とか言いますからね。

――無理やり右脳の訓練を何十年もやってきたようなもんだね（笑）。

中野　そうそう（笑）。僕もそう考えたことはありましたよ。

リハビリ人生を貫いてきた

――それで、君の著書によると、小学生の頃は太ってたんですよね。

中野　「デブ」って言われてましたから（笑）。

―― それは想像つかないよね、今の中野君を知ってる人には。小学校くらいのときには、どこまでも駆けて行けるような、いくら一日中遊んでももっと遊びたいみたいな、羽のように体が軽い時期があると思うんだけど、そういうのはもしかしてあまり味わえなかったのかな。麻痺のあともあるだろうし。

中野 そうですね、それは味わってないですね。小学校に上がる前ですけど、かくれんぼしてて、トラックの荷台に隠れてて見つかって降りるときに、急に右手が動かない感覚になって落ちて額《ひたい》を割ったとか。だから、家の中で絵を書いたり積み木をやったり、ポータブルプレイヤーでレコード聴いたり、というのは多かったですね。

―― それもやっぱり、障碍が二次的に人生を方向付けるということに……。

中野 ああ、そうですね。
　体育はたいてい「三」でしたしね。駆けっこは六、七人で走ってビリじゃないけどケツから二、三番目でしたね。体がでかいのにケツから二、三番目っていうのがちょっと納得できなかったですね(笑)。周りの人も納得できてないから「遅いじゃん」みたいなことは言われて、「俺は運動は苦手なんだな」とは思ってました。

――　僕も子どもの頃、全然野球とかやらなかったせいでいまでもボール扱いが不得意なのね。部屋で『昆虫の図鑑』とかばっかり見てたからさ。「みんなで野球をやるなんてくだらない」とか思ってたんだよ（笑）。

中野　俺は野球やりたかったけど、うちは二つ上の兄がいて、健常というか健康で、結構スポーツマンというか運動神経がよくて、ついていったりもするんだけど、そのうち連れて行ってくれなくなる。うまくないから世話するのが面倒くさいというのもあるんだけど。

　自転車に乗れるようになったのは遅かったですね、五年生とか。

――　今はじゃあ、麻痺は、ギターがそんなに上手には弾けない、という程度の残り方ですか。

中野　あと、自動販売機は必ず右側にコインを入れるところがあるじゃないですか。そこでコインを一枚ずつ入れるのは遅いですよね。なんかリハビリのようにやってる、いつも（笑）。

――　いわばずっと自分をリハビリしてきたわけだよね。右半身の問題では。そこがその後の人生に通ずるようなところがあるのかも知れない。

中野　ははは。常に矯正《きょうせい》しようとしてるっていう、歯まで矯正してるし（笑）。

――いま、ストイックなことに関心が向かうというのも、どこか関係があるかもしれない。

中野　ああ、あるかも。

――子どもの頃からリハビリ人生を貫いてきた。でもそれは十分ありうる話だね。なんの気兼ねもなく自由に体が動く子というのは、面倒くさいことは嫌いとか、努力して何かをするという経験を長らくしないで育つけど、努力という言葉にはなってないかもしれないけれど、常にどこか体が努力していると「努力慣れ」というか……。

中野　地道な性格が出来上がる。

――怠け者じゃなくなる、本質的には。――彼女には怠け者と言われたそうだけど（笑）、もっと本質的なところでは怠けない人になるということがあるかも知れない。それが幼児のときからだから、その歴史はすごいよ。

なぜデブでマイナス思考だったかというと……

―― 太ってて「デブ」といわれてたのは小学校の低学年？

中野 中学年っていうのかな、三、四年生ですね。

―― その頃の食生活って思い出せる？

中野 いやもう肉が大好きで甘いものが大好き、あとはご飯が大好きで毎日たらふく朝から晩まで。牛乳も好きでしたね。というか牛乳を飲むことが学校ではヒーローだったんですよ。

―― 牛乳が飲めることが？

中野 大量に速く飲めることが。

―― 腰に手を当てて一気にとか。

中野 それで競争すると鼻から吹く奴がいて「きったねー」みたいな（笑）。それで休む奴がいると牛乳が余って「飲む人」というと「はーい!」……あれで相当体を疲労させてたと思う。

とにかくたくさん食べてましたよ。たくさん食べて便秘して過敏性大腸症候群で、一週間の間に三日とか四日は下痢が襲ってきて。

食い物に関して、今の知識で育っていればなあー。

―― 中学年のときに太っていてその後痩せ始めたの？

中野 いいえ。高校に入るまではわりとぽっちゃりした感じ。高校一年の夏休みに家でジュースばっかり飲んでゴロゴロしてたら痩せたんですよ、キューッと。

―― その頃はもう怠けてたのね。

中野 もうデレデレ。高校に入った時点で一回ストイックになって、その後もう高校行かない、みたいな。家で本読んでゴロゴロしてる。

―― どんな本を読んでました？

中野 小説でしたねその頃は。大江健三郎とか北杜夫とか。

――太宰とか（笑）。

中野　ああ太宰は読んだなあ（笑）。でも坂口安吾は読んでない、なぜだか知らないが。

――それは家の中で遊ぶという、どちらかというと内向的な行動の延長という感じかな。

中野　そうですね。やっぱ体力がなかったと思います。うちは当時は駅まで歩いて二〇分だったんですよ。豊四季駅から柏に行って東葛に行くというルートだったんだけど、ちょっと雨が降るともう面倒臭え、もういいやと。

――面倒臭いという気分が出るというのは、やはり根底に体力の不足があったのかもしれないね。なんか元気で血圧も十分だという人はもうバッと行っちゃうじゃない。

中野　あとは、肉ばっかり食ってたんでマイナス思考が生まれやすかったんじゃないかな。

――「肉を食べると鬱《うつ》になりがち」と君は書いているけど、血液が酸性化するからだっけ？　肉を食べるとマイナス思考になると今はどう看破《かんぱ》しているわけ？

中野　肉を食べると肉のたんぱく質を体が分解してアミノ酸にして使うわけなんですよ。この分解という行程は肝臓がするらしいんです、化学工場ですから。すると肝臓が非常に疲労する、しかもその過程において窒素だったかな、人体に有毒な物質が出る。それをまた肝臓が処理しなきゃならないから、肝臓がまた疲れる。肝臓が疲れるということは「肝腎要《かんじんかなめ》」の「肝」だから血液が汚れるということなんです。

それに血液の中にも脂《あぶら》が大量に流れるんで血のめぐりも悪くなる。

——不調になるから気分もふさぎがちになるということなのかな。

中野 脳に対して健康な血液が行かないわけですよ。脳は常に健康な血液と酸素を必要とするじゃないですか。

——今の小学生たちの食生活を見てどう思いますか。「ハンバーグ！」「アイス！」「ジュース！」って、もうお肉と甘いものだよね。

中野 そうなんですよ、大変ですよ、みんな死んじゃうんじゃないかなと。

——本来肉とか甘いものは、自然界ではとても貴重でたまにしか食べられないもので、それを何とか探し出して食べようと原始時代の人たちはしていたわけじゃないですか。たまに蜂蜜《はちみつ》が手に入ったおいしいとか、獲物が取れたからみんなで分けて肉を食べたとか。それで甘いものや肉を求める嗜好《しこう》、これは好きだ、うまい！というのが人間に仕込まれていて、それが今はいくらでもお金を出せば手に入るようになっちゃったから、本来の人間の出来上がりからすると、ほとんど必ず過剰に肉と糖分を摂《と》ることになるわけですね。だから意識して減らしていかないといけない。

中野 ものの本によると果物だったらしいんですよ、人間は「フルータリアン」といって、フルーツを食べていた生物なんじゃないか、だから手がこんなに発達した。果物をもぎ取るのに非常にいい手なんだと。

だからマウンテンゴリラなんかも非常にフルーツを食うらしいですよ。

――でも自然の中のいちばんおいしいものであるフルーツも、果糖だからまだ砂糖よりはいい。

中野 果糖はずっといいはず。

――じゃあ原始人に糖尿病の人はいなかったと思われる？

中野 いないでしょう（笑）原始人にもいないしたぶん野生動物にもいないし、高血圧も野生動物にはいない。血液ドロドロっていうのもいないでしょう。人間だけが、白砂糖という、中毒性がある糖分を生み出しちゃったがために、いろいろな病気を背負い込むことになった。

江戸期につくられた「和三盆《わさんぼん》」が、日本ではいちばん最初の中毒性のある糖分だと思いますけど。これを生み出しちゃったがために、それを食わずにはいられなくなって、食い続けている。

——果物の糖分にはそういう意味の中毒性、習慣性はないんですか?

中野　ないと思いますね。インシュリンに対して過剰な出動は命令しない程度のもので、血液中に溶け込むときにそんな暴力的なスピードで入ってこない。

——白砂糖は血糖値がすばやく上がっちゃうんでしょう?

中野　そうです。GI値(グリセミックス・インデックス値)が非常に高いんですね。そうすると人間の脳は、それを気持ちいいと感じてしまう。体の中に入ってきたときは白砂糖でも、結局、血液中にブドウ糖として取り込まれる。これは脳の栄養でもあるし。

——ブドウ糖をバッと注射されたときのようなことが起こる。

中野　そうです。だから純度が高いほうが麻薬でも効き目が速いというか恍惚《こうこつ》感が得られやすいというか、白砂糖もそれといっしょだと思う。

筋トレしたらまたデブに……

―― まだ、中野君に健康に対する意識がなくて不健康な体を抱えながら生きてきた時代の話をしてきましたが、たしか、自分の体をコントロールしなくては、という意識が出てきたというのは、デビューして、その後もう一度太ったときだよね。だってデビューの頃は痩せてたものね。僕が中野君に「ミミズの格好」をさせたのも、痩せてヒョロ長かったからだし。自然に痩せてたの？

中野 食が細くなってたんじゃないかな。タバコを吸いだしてたんでタバコと水だけあれば満足みたいな（笑）。

―― それで「爆風スランプ」としてのデビューが何年だっけ？

中野 一九八四年。

―― そのあといろいろ忙しい生活を送っていて、自分が太っていることに気がついたのはいつ頃なんですか。

中野　八〇年代終わりくらいに女の子に、「もっと太ったほうがいい」っていう感じでいっぱい諭《さと》されるようになって、それでプロテインを飲んでトレーニングするようになって。

――それは本来筋骨隆々《きんこつりゅうりゅう》を目指したんだよね、それが太るっていう方向に行くのがちょっと変わってるなと思って（笑）。

中野　それはだって怪我しちゃって筋トレができなくなったの（笑）。
　それでプロテインと筋トレで筋肉もついていたんで、それがガーッと落ちて贅肉《ぜいにく》に変わっていった。

――じゃあ僕がいちばん筋肉ついてたのと同じ頃だ。僕がいちばん腕力があったのは二六歳くらいのときで、その時はおもしろくて家で腹筋百回やったり、駅まで買い物に行くと買い物のレジ袋でカーリングしながら帰ってきたり（笑）。するとどんどん体つきが変わってくる。それがおもしろいわけよ。

中野　肉体改造って楽しいでしょう？　あれ中毒ですよね、ある種。

でも僕、その時期ってバブルだと思うんですよ。

―― 体の？

中野 いやいや（笑）。世間的なバブルとたぶんリンクしてたんですよ。男が筋骨隆々の方に行きたいというのは、もちろんシュワルツェネッガーがヒットしたというのもあると思うけど、J-MENSが出てきて深夜番組で取り上げられて「ああ男はこうなんだ」と（笑）。

―― バブルの時代に似合う体型だよね。そういう共鳴ってあるかもね。

中野 そこに引っ張られたと思うんですよ。

―― ところで、どういう怪我をしたんですか。

中野 スキーをしていて、ストックが雪に引っかかって腕を後ろに持っていかれて肩の靭帯《じんたい》を切った。

―― 靭帯を。それは治るまで何ヶ月くらいかかるものですか。

中野 靭帯は一度切ると治らないですよ、周りの筋肉を鍛えることで補うしかない。

―― いろんな障碍とか怪我とか不具合と闘ってきたんですね。

中野　そうですね（笑）。

――　そして、太ったときに、どうしようと思いましたか。

中野　ヤバイなあとずっと思ってましたね。気分としては肉襦袢《にくじゅばん》の中に自分が埋もれてるみたいな（笑）。

――　それは芸能活動のうえでもヤバイよね、キャラクターが変わっちゃうから。

①　東葛…千葉県立東葛飾高校。進学校だが、堀切や中野の頃までは昔で言う「バンカラ」の気風を遺《のこ》していた。卒業生に愛され続ける学校。

②　豊岡さん…豊岡正志。スーパースランプ創立メンバーのひとり。特殊な作曲の才能を持っていたが芸人向きのキャラクターではなく、会社員に。しかしその後の「何でもあり」音楽の源流のひとつは、間違いなくこの男にある。

②

アーティストとしての危機だったデブで鬱の時代

スーパーなスランプ

中野　とにかく体が動かないし、精神的にも肉襦袢の中に埋まってるわけですよ。もうおかしいなあという。

――「全然ひらめきがなくなった」とか言ってたけど。

中野　そうですね。やっぱり血液が汚れているということだと思うんですけど。それは具体的には、歌詞が書けないとか。

中野　そうです。書けなくはないけど、「これだ」ってものがないし、なんていうか追求する力がないんですよ。

――スランプ。「爆風」はどっか行っちゃってただのスランプなのね。なんか悲観的になったり人と会いたくなくなったりっていうことはあった？

中野　そういう、鬱症状っていうのはもう更年期《こうねんき》障害の症例の中にもあるんで、完璧に更年期障害になってたってことだと思う。

三〇代前半から半ばだったわけだけど、男性の更年期障害は年齢とほぼ関係なくある。女性の場合は閉経《へいけい》に伴うホルモンの問題なんですけど、男性もやっぱりホルモンの問題で、男性ホルモンが血液中から減少する。それは「テストステロン」。「フリーテストステロン」という人もいるけど、まあこれが大きく減る。これはそうなりやすくなる理由が三つ挙げられていて、肥満、ストレス、喫煙。

――喫煙は続いていた？

中野　いや、デビューとともにやめました。喉《のど》もだけど、体力的にヤバイと思って。

――ステージ中を飛び回るんだものね――じゃあ相当調子悪いと思いながら必死に飛んだり跳ねたりしてたのかな（笑）。

中野　もう必死、ワンステージやるたびにもうぜえぜえいってた（笑）。もうだめ、もう俺は動けないって感じ。だからその頃歌ってて楽しいと感じたことはあまりないですね。

瞬発的なエナジーはまだあった。だけど持続はなかった、それは体調が万全じゃなかったから。

――歌詞などの発想が生まれないとそれもストレスになるわけだよね。

中野　ありますありますます。やっぱりものすごく忙しかったというストレスもあるし、その中でクリエイティヴなことをしなくちゃアーティストとしてどうなんだと、プレッシャーもあるし。

頭で生きてるつもりのあなたは間違いです

――じゃあその頃は非常につらい時期だったのね。男の更年期障害って、男性ホルモンが減少すると性欲も減退するの？

中野　そこがおもしろいんですけどね、減退するはずなんです。でも減退するときって生命として爆発する方向に一瞬向かうじゃないすか、それが見られましたね。

――それは死にそうになったときじゃないの（笑）。ガンとかの重症患者がいるところの病棟の管理って大変らしいよ。人間って死にそうになると生殖しようとするから、特に男は。女の患者さんのところに夜這《よば》いに行ったり大変なんだって、死にそうな人の性欲って。

中野 男性ホルモンが減少していくというのは男性的には死ですからね。その前に、最後の生殖を！　と身体が思うのかも。

あの、手鏡使っちゃった先生いるじゃないですか。ああいうなんかアングラな方向への性のエネルギーの放出の仕方って更年期だと思うんですよね。男として終わりかけているから、かえってもう暴走しちゃう。ああいう事件があって「本当にこういう人たちは何を考えているのかわかりませんね」「こんな役職を持っているのに」とかいうけど、本能に突き動かされているんだと思う。

――四〇代五〇代の学校の先生とかが少女を買ってつかまったりするものね。

中野 それですよ。あと、女性は二〇代よりも三〇代、三〇代よりも四〇代のほうがセックスが激しくなるっていうじゃないですか。それも閉経に向けての歩みの一歩のような気がしないでもない。

――必死にDNAの複製を残そうとするっていうことだね。そういう、残り火みたいになったときの恋は止まらない……。

中野 「老いらくの恋」ね。

――「老いらく」まで行かなくても中年後期以降にそういう事件を起こしちゃう人が多いっていうのは、だってそれは若いときの恋愛と同じくらいに頭がおかしくなるんだもの、そうしたいとかああしてみたいとかこうしたいなということで。だから分別で止められるものじゃない（笑）。

中野 そう、止めらんないんですよ（笑）だって世の中で起きる事件なんて、よっぽど知性のある泥棒が計画的に犯行していること以外は、もうわけわかんないんですよ。どうしてこうなっちゃったんでしょうねって誰も説明できない。コメンテイターだって心の中では「気が違ったんでしょう」と思ってるようなことだと思う（笑）それくらい人間はホルモンに操られてるんですよ。

だから、体が重要なんですよ。

――頭で生きてるつもりでも。

中野　頭で生きてるつもりのあなたは間違いです。

――体のほうに持って行かれます。

中野　そうです。

父の死が気付かせてくれた

中野　男の更年期障害も、女性の更年期と一緒で、細かくいえば人によって違うところが出てきますけどだいたい同じですね。顔にほてりが出たりイライラが出たり汗が出たり、あとは不安、不眠。

とにかく年齢に伴って、男性ホルモンが減少していくことは事実なんです。急激に減少しない限りはソフトランディングしていけばそれほど狂わないで年を経られると思うんですけど、まあみんななります。

——でも中野君は一度三〇代でその症状を経験して、また普通の感じに戻ったわけでしょう、いろいろ体をいじった結果。

中野 もう、いまはすごい健康ですよ。

——更年期という悪い状態を早めに体験したことも、思えば役に立っているわけね。

中野 そうですそうです。しかもそれを克服する方法を見つけちゃったという。

更年期障害だな、と思われる、底に落ちた状態がずっと長く続いていて、最初何をしたらいいのか全然わかんなかったんですけど、そこで僕のお父さんがガンに伏《ふ》したんですね。うちの父のガンは複雑で、胸腺《きょうせん》にガンができまして、この症例は慶応病院でも過去に二例しかなく、しかも場所が場所だけに肺とか心臓とかにも近く絡んでいたりして手術ができない。年齢的にも六〇代後半だったから薬の投与や放射線治療しかなかったんですけど、まあ効かないわけです。それで死んじゃったわけです。

―― 闘病中、結構苦しい思いもされた感じなんですか。

中野 いやあーそうですね。

―― 肉親を亡くすというのはやはり二〇年も三〇年も引きずるショックでしょうし、中野君はそれを、自分も調子が悪い状態で迎えたわけだよね。

中野 それで俺としては、うーん、治らない病気もあるんだ、これはもう自分で自分を守るしかないと思い、「ああお父さん、ちょうど自分が最高に悪いところで、よくそれに気づかせてくれた、身をもって」ということで、それを契機に健康方面に向かったと。

―― それでまず勉強、調べることから始めたの？

中野 はい。まずは当時サプリメントが流行り始めていたんで、サプリメントの勉強をしまくりましたね。それと同時にマクロビオティック[1]にも興味がありましたね。それぞれに、だんだん掘り下げると似たようなものが見えてきますね。

―― サプリメントはどういうものから始めたの？

中野 基本はビタミンCとかですけど、わりとすぐ興味を持っていったのは脳関係ですね。

脳の働きがよくなるのはなんだとか。ひらめきたいから。

――ビタミンCは抗酸化作用で、Eもそうだよね。脳は？「卵黄コリン」とかいうのあるよね。

中野 セリンとコリン。

――それはそれぞれどういう働きをする結果、脳の状態がよくなるんですか。

中野 覚えてないです（笑）。今でも使ってる脳系のやつは「いちょう葉エキス」。これは血流が増える。だから冷え性にもいいとされているけど、脳の血流がアップするんで血の巡りがよくなるということですね。

「フォスファシジルセリン」はたぶんホルモン系なんですよ。ホルモン系は四〇歳以上の人が摂る分にはまあ安全でそんなに害がないんだけど、若くして摂るとガンになりやすいとかね。そういうことがずっと摂り続けていた後にわかってやめました。

――有名な「DHA」とか「EPA」は飲みました？

中野 飲みましたね。それらはある種のオイルで、僕は「亜麻仁油《あまにゆ》」という油で摂っています。亜麻仁油は、光を透過しないプラスチックボトルに入って売ってます。健康食品店に行くと必ず置いてあります。
　僕は一人暮らしなんで毎朝ボトルをきゅっと開けてそれを飲む。

足していくのではなく、引いていくのが健康食の基本

――　今は何種類くらいのサプリメントを摂ってますか。

中野　亜麻仁油でしょう、あと最近手作りしている「アホエン」というのがあってこれもオイルなんですけど、それからビタミンC、ファイバーとCoQ10（コエンザイム〔補酵素〕Q10。「ノイキノン」とも呼ばれる）

――　CoQ10も抗酸化作用に期待して？

中野　そうですね。それと細胞内のエネルギーの代謝を助ける。[2]ミトコンドリアの働きを

強めますからね。だから細胞が老《ふ》けないということかなと思って。アンチエイジングですよね。あとは「アンチオキシダント」と、ビタミンB群がまとまったものを飲んでる。それらを、朝か夜にまとめて飲むだけ。それでいいんです、基本的に。薬物じゃないから。お勝手の上の棚に置いてあるんで気づいたときに。水でも飲もうかなというときについでに飲んどこう、あれ昨日飲んだかな、一昨日はって程度。一日二回飲んでるときもあるかもしれない。

――じゃあ、体も重いし肉襦袢に入っているような状態からちょっと浮き上がるためにまずサプリメントをてこに使おうと思ったわけね。ひどい状態だとさあ運動始めましょうと思ってもできないじゃないですか。

中野 ありえない（笑）。絶対。

それができたら調子悪くなってないんですよ。

それと流れとしてやっぱりおもしろいのは、結局、健康というものを日本の旧厚生省がずっと言い続けていたのは「摂れ」ということ。健康になりたかったら肉を食え、牛乳を飲め、いっぱい食え。結局、健康というものはカラダに何かをプラスするものだという発想なんですよ。それは今でも昼のテレビとかで「奥さん、健康のためにはこれ。これ買って」ってやるとその品物が売り切れちゃうみたいなことで、みんな足すことしか考えていない。

僕も確かにサプリメントまでは足すことしか考えていなかった。サプリメントが足りなかったから俺はこんなになっちゃったんだと。でも違うと。「西式健康法」の[3]甲田光雄先生が書かれた本には「違うんだ。足しすぎなんだ。摂りすぎなんだ」と。ちょっとした衝撃でした。目から鱗《うろこ》だし、しかもお金かからないし。今までいくらサプリメントを摂ってもそんなに改善が見えなかったわけだから、そうか摂ることじゃないんだ、減らせばいいんだっていうんで、それはエッポクメイキングな変化でしたね。

―― サプリメント期には、自覚できる調子の変化はあまりなかったと。

中野 ないですね。

―― でも今も飲み続けているっていうのは予防的に……。

中野 いやいや、あったあった。口内炎が消えた。これはすごかった。

――僕も君の本を読んでビタミンECとBコンプレックスと亜鉛を買ってみたよ。僕はバイク乗りすぎで前立腺炎《ぜんりつせん》だからさ。気のせいか、なんかいいよ。でも、インターネット通販でアメリカの方から買ってくる錠剤が異常に大きくてさ、なんか食ってるみたいになっちゃうんだけどさ。

中野 なんででっかいんでしょうね。アメリカ人は喉もでかいのかな、直径が。

――なんでも大きいのが好きだからなあ。大きい車とか大きいビルとか。

それで、ぶっ倒れたような状態からサプリメントでちょっとカラダを起こそうとしてたそうですが、それから西式の甲田先生の本に出会うまでどのくらいあったんですか。

一日三食は食いすぎだぁっ!

中野　半年くらいかなあ、一年は経ってないと思いますけど。やっぱりいろいろな健康法に関心を持って探していたから出会ったわけですが、それを読んだら非常に腑《ふ》に落ちたわけですね。

――　「西式」の教えを簡単に教えていただけますか。

中野　どういったら正しく伝わるのかなあ。というかどれをいえばいいのかなあ。まず「一日三食は食いすぎである。胃腸の働きには三つある、消化、吸収、排泄《はいせつ》。これを一日三回も四回もやっていると、消化・吸収だけで排泄がうまくいかない」「宿便にもなるし便秘にもなる。過負荷によって腸が麻痺するのが便秘というものだ」。

――　これも大自然に生きていた頃は一日三回なんて食べてなかったわけだからね。

中野　便秘は腸の麻痺で、それを治すのが健康への近道だと。腸の麻痺を治すためには、手を突っ込んで揉《も》むわけにはいかないんで、腸の蠕動《ぜんどう》運動を促す必要がある。蠕動運動を司っているホルモンがある、「モチリン」[4]というホルモンで、これが出てくるにはなるべく長い間お腹にものを入れないこと。

それで「西式」の甲田先生が提唱するのは半日断食で、これは朝食を抜くんですね。晩飯を食って、夜寝てる間は当然何も食べていないわけだから、朝食さえ抜けばいい。お昼の一二時まで水分以外何も摂らない。

そうすると、まあ普通の人は夜八時にご飯を食べたとしても一六時間お腹に固形のものを入れない状態がキープできるんで、その間に「モチリン」が出てきて、自然に蠕動運動ができるようになって、お腹がグーッとなると。それで麻痺が解消されて便秘が治る。

――腸を休ませるわけですね。

中野 そうです。チョー健康法ですね。

――その「朝飯を抜きましょう」というのは、もう文部科学省はじめ世の中じゅうがいっている「朝食はきちんと食べましょう」の逆なわけじゃないですか。

みんなが「朝食を食べましょう」と言っているのはなぜなのか、僕はその理由がよくわからないんだけど。

中野 推測するに、放っとくと食べないんですよ。人間は。

――本来、起きてすぐにはね。

中野　強制しないとね。そうすると食料品メーカーが売上が困るんじゃないかな。ふふふ。

――朝八時とか九時からバッと全力で働いたり学ぶことを要求される企業社会とか学校社会的には、朝食を食べないと午前中の血糖値が上がらないから能率が悪いとかいうんでしょう。きっと。

中野　だからそこに嘘《うそ》がある。人間の体には糖分が蓄《たくわ》えられているわけですよ。健康であればそれを溶かし出して血液中に回して血中の糖分を常に保つ能力がある。

――脂肪の形で蓄えられている。

中野　そうですね、脂肪・グリコーゲン。それを消費しないといけないのに、朝から外からものを食うことで、いかにもこれがないと人間動けねえ、という教育をしているのが今の栄養学ですよ。だから脂肪も落ちないし。

――それはすごく大問題だね。朝食を食べないと悪い子になるみたいなことまでいわれてるよ。不良の子は朝食を抜いているとか（笑）。

中野　それはもう強力なプロパガンダのもとに行なわれてますから。大変な陰謀といってもいいくらい。

――　なんでヨーロッパとかアメリカも朝昼晩になっているんだろう。

中野　それはヨーロッパとかアメリカのほうが食品メーカーなどが昔から根回ししてるからですよ。

――　江戸時代の人は朝昼晩食べていたんだろうか。

中野　食べてないでしょうね。

――　たぶんそういうことは欧米の真似を明治時代にしたから三食もそのときに入ってきたのかな。

中野　わからないけれど、結局一日三食食いましょうと言っているのは国ですからね、国が誰に言わされているのかというともう企業ですから。あるいは生産者団体とかね。

――　だとしたらすごく成功したプロパガンダだよね。今やっと一日三食を疑いだす人も増えている。どこを抜くかは人によって意見が違うけど。

中野　永六輔さんにいわせると、永さんは二食なんだけどお昼を摂らないようにしていると。これは確か室町時代までの兵隊というか侍がそうだったとおっしゃっています。

痩せた！　冷え性も治った！

中野　僕の場合、自分が食いすぎていたということが明らかでしたから、さっそく始めました。何か始めるときは過激に走るタイプなんで、一日一食、夜だけ、で過ごしました。そしたら見る見る体重が減って。それはおもしろいじゃないですか、受験世代だから（笑）。

　それで確か、四ヶ月で二〇キロ、残りの二ヶ月で四キロかな、減らした。目標を、デビュー前の五八キロに設定したんですよ。その頃がいちばん俺は輝いていたかな、体を動かせていたかな、と思って。いちおうデビュー当時はステージを飛び回れていたわけだから、あれをベストとしようと。

――痩せていくと、体調はどうなっていきましたか。

中野　よくなっていきましたよ。というのは「西式健康法」の中で、食事療法以外に温冷浴というのがあるんですよ。冷たい水、温かいお湯、冷たい水、温かいお湯……と交互に入る。

――「グローミューを開く」[5]というやつ。

中野 そうです。温冷浴を始めて三週間くらいで「お、これは治るんじゃないの」と思わされて、三ヶ月続けたら完璧に治りましたね、長年の冷え性が。

　子どもの頃は本当に、母親にさすってもらっても眠れない。大人になってからは夏の夕方でもしんしんと冷えてお腹が痛くなっちゃうという状態でした、ずっと。

――結構苦しい思いをしてきたからこそ克服への力が生まれたのかもね。

中野 うーん、まあお父さんの死とね。

――やっぱりお父さんを見て病気で亡くなっていくことは苦しいものだと感じた？

中野 苦しいし淋しいし悲しいし、本人もね。俺の場合結局、背水《はいすい》の陣を敷かないと強い力が出ないんで。受験のときもそうだったしバンドとして売れるときもそうだったし。それがまたやってきちゃったな、という感じだったんですけどね。

――このままじゃ絶対病気になるっていう、「背水の陣」。

中野　もう病気だった。あとは死ぬだけみたいな。だって温泉に入っててヤバイって思ったもん（笑）。

――フラフラしたの？

中野　もう心臓バクバクバクバク！　死ぬかなと（笑）。

――君はいろんな変遷《へんせん》を経てきているね、体型的にも。

中野　おもしろいですよ。

――「西式」に出会ってそれを始めた頃が、健康への道に本格的に入っていったときなんですね。

自分の中ではもう肉は食いきった

――それから起こっていったことを教えていただけますか。どういう順序でどういうことを取り入れてきたか。いま温冷浴のところまで聞きましたけど。

中野 その時点でとにかく研究してたのはサプリメントの知識とマクロビオティック的な知識、マクロビオティックは完璧に突き詰めて研究はしてなかったんですけど、ある程度知識は得ていた。

――マクロビオティックというのは簡単に説明するとどういうものなんですか（章末注も参照）。

中野 「玄米菜食《げんまいさいしょく》」と説明されることがあるんですけど、日本人の方が発明された食事の摂り方。これが今アメリカとかヨーロッパのセレブの間でバカ受けしてまして。アメリカでは「マクロバイオティック」って発音してますね。著名なところではマドンナとかトム・クルーズもやっていると。玄米菜食なんでベジタリアンですね、肉は入っていない。主に陰陽《いんよう》の考え方を重視している食事法で、陰《いん》の力と陽《よう》の力をうまく取り入れてバランスよく食べる。それと「身土不二」、体と土は二つにあらず、同じだよということで、地元で取れたものを旬に応じて食べる。これが体にいいよと。

マドンナの家のコックさんは日本人女性で、マドンナの子どもがアトピーだったらしくて菜食を追求したらしいですよ。

――マドンナの場合、自分の生きている土地のものを食べるって、それはどこになるわけだろう。

中野 基本的には子どものためだと思うから今はイギリスじゃないでしょうかね。あまり細かく追及しては長続きしないですよ。それでまあ、マクロビオティックはいちおう知識として持って気を使っていたわけです。無農薬野菜を摂り無農薬玄米を食べ……そうだなあ、肉は三〇代くらいになってからもう食べてないです。それまでは焼肉屋さんが大好きでよく行っていたのが、三〇代過ぎたくらいで焼肉を食べると下痢をするようになって、自分の中ではもう肉は食いきったんだなと思ってやめたんですけど。

――自分の中で肉への欲求みたいなものも低下してくれた？　そうしないと自然に肉から離れられないから……。

中野 うん。当時、牛や豚の肉は食べてないけど鳥と魚は食べてましたね。あと卵と牛乳も摂ってました。

——じゃあそんなゴリゴリの頭で考えた完全菜食主義ではなくて、マクロビオティックの知識を得ながら何が体にいいんだと考えていく中で、自然と肉は減らせていけたという前史があって、そのときはわりと楽だったということですね。その頃甘いものはどうなってました？

中野 甘いものは食ってましたよ。俺は甘いもので太ったっていう説もあるんですよ。お汁粉が大好きでガンガン食ってましたから、白砂糖ですよね。これが「西式」に出会って実は甲田先生もあんこが大好きで、若い頃はあんこ中毒で「こんなに好きなら飽きるまで食ってやろう」と食いまくって体を壊して「ああやっぱりいけないんだ」と気がついたということで「蜂蜜《はちみつ》ならまだましだ」というふうに書かれてますけどね。

それは結局GI値の問題ですから。血液中に入るスピードです。だから雑味が多いほうが遅くなるんですよね。メガトン級に暴力的な白砂糖は、直ぐ血糖値が上がる。それが麻薬的快感になっちゃうんですよね。

純度の高いというか水で薄めていない蜂蜜であったりメープルシロップであれば、血液中に入るスピードは遅いですからGI値は自然と低くなります。

――肉からはだんだん離れていったわけですけど、そこから完全ベジタリアンになるまでの道のりというのはどうだったのですか。

狂った豚を食べれば狂うんじゃないか？

中野　完全なベジタリアンになったのは二〇〇五の九月なんですけど、とある仕事で養豚場に行ったんです。そこで豚の生育状況を見てこれはだめだと思ったんですよね。あ、その前にとある本を読んでいまして、これは健康なものを摂り入れようと思った初期の頃に読んでいるんですけど、『波動の食品学』『水からの伝言』という、江本勝という人の書いた本……知ってます？　水に向かって「バカ！」っていうと水の結晶がぐちゃぐちゃになって、「ありがとう」っていうと結晶がきれいになるって、そういう話。何十万部も売れてる本ですよ。つまり、水でもバカっていう波動によって壊れてしまうという説があるんですけど、その人と、これまた東大かなんかを出たすごく頭の切れる女のひとの対談本なんですが、肉は波動的な観点からいうと最悪の物質、最悪の食べ物だと。なぜかというと牛とか豚ははっきりいって犬並みか犬以上に頭がいいから、屠畜《とちく》される時点で、連れて行かれる時点でものすごい恐怖に襲われてその恐怖が細胞に宿るだろう、分子に宿るだろうと。

中野　恐怖に染まったものを食べているということだね。

――　そんなマイナス波動のものを食って人生にプラスのはずがないという主張なんですが、それを読んで「ですよねえ」と思ってたわけです（笑）。それでも鶏肉とかはまだ食ってたんだけど、なぜ食ってたかというと頭のよさ度合いで、鳥は馬鹿だろう、いいかと（笑）。

――　シメられたことを忘れてくれるから、肉も（笑）。

そこまで考えて鶏肉選んでたの（笑）？　魚も一部のものを除いてそこまで考え

てないだろうと。

中野　だからいいだろうと思って食ってたんだけど、ところが養豚場に行ってぎゅうぎゅう詰めにされている飼育状況を見た時に、もう本当に思ったんですよ、こいつら狂ってるはずだと。

押し込められてご飯だけ与えられて、もう後ろも向けないような檻《おり》の中で飼われている奴もいる。これはもうかわいそうとかいう状況じゃない、こんな狂ったものを俺は食っているんだ、今まで食ってきたんだと思って。後ろも向けないようなこんな狭い檻にはめられてる豚を見たときに、鳥もそうじゃん！と思ったわけですよ。

鳥ってひょっとしたらあのケージに入れられて、顔しか出してなくて一生後ろも向かないでいる……。

―　それじゃ卵もヤバイよね、その状態で生まされているんじゃあ。

中野　そう！

それで気が狂ってるもののこんな肉を食っちゃいけないと思った時点でかなり気持ち悪くなっちゃって、かわいそうだし気持ち悪くて食えなくなっちゃったんですよ。さっきの話は恨《うら》みの波動、恐怖の波動が宿るっていうことだったんだけど、より科学的な説もわかって、それはやはり屠《ほふ》られるときの恐怖があるわけじゃないですか、そのときにアドレナリンが出ますよね。そのアドレナリンが肉に回るでしょう、その肉を食うとみんな元気になるんですよ。だから一時的な興奮状態になる。それを「うまい！　焼き肉食って元気出たぞ！」と誤解している。しかも肉の味付けというのは砂糖なんですよ！　つまり、恐怖のアドレナリンと麻薬的な白砂糖とで「うまい！」。みんな一時的にマジックかけられてるわけですよ。

巨乳アイドルの増加は肉食い過ぎたせい

中野　しかもよく調べてみればどんなものを食わされて育てられた牛だ？　と。明らかにそこには残留してるだろう、肉に、と。

——筋が通ってる。

中野　あと最近おっぱいの大きい女の人が増えてるじゃないですか。あの理由知ってます？　あれも肉なんですよ。なんと成長ホルモンが残留している、その肉を食ってるかららしいですよ。それが女の子の月経《げっけい》が早まっているのとか胸が大きくなっているのとか……。

——日本人の体位が向上していること自体もそうなのかな、平均身長が伸びているとか。

中野　それはわからないけど早熟であるということはこの力が強いと思うんですよ。これが最終的に何を引き起こすかというとガンですよね、ホルモンだから。たぶん。

——成長ホルモンは細胞分裂を促進するホルモンでしょう。それが早いサイクルで起こると老化にもなるし、その時にコピーの間違いが起こってガンが生まれる確率も高くなる。

中野　そうかそういう仕組みか。巨乳アイドルでM●●UMIっているじゃないですか。

——聞いたことある。賢《かしこ》い子ね。

中野　そうそう。あの子は子どもの頃からレバーを食うのが大好きだったんだって。本で読みました。レバーっていったらそこにいちばんたまるわけです、成長ホルモンが、だから胸が大きいのではないかなぁと。確かに日本人の女の子の胸が大きくなってカップサイズの平均が大きくなってるんですけど、それはやっぱり一九八〇年代以降で、ここにはダイエーが関係するんですよ！（笑）

ダイエーが安い肉を売り出したんですよ。だからもう増えてるけど、さらにこれから女性のガンはハンパじゃないですよ。ピンクリボンとかキャンペーンやってるけどこれからですよ。きっと。

肉食と白砂糖食はアメリカの陰謀だっ！

――　いまはだしまで、肉・魚系ということで抜いているそうですね。

中野　だしは外食のときは食っちゃってるけどしょうがない。

――　だしの味付けもなしで、ちょっと淋しいなとかつらいなっていう時期はあった？

中野　全然ない、だって気持ち悪いもの。屠畜場の状況を動画で見られるサイトとかをやっぱりだんだん見に行っちゃって、うわー何やってんだこれと。「西式健康法」の甲田先生も「肉食が地球をだめにする」ということを書かれていて、それも非常に理に叶《かな》っていて、さらにそこから考えると牛の増加っていうのは本当にアメリカの企業の陰謀なんですよね、世界戦略品なんです。

――　飼料用のとうもろこしなんかを買わせるためなんでしょう。

中野　そうそう、それもありますね。牛と穀物はアメリカの第一次産業の世界戦略の基本なんですから。アマゾンの森林が切り裂かれているのもそれが理由として大きい。森を焼いて、安い土地で牧場を作る。そうして牛は糞《ふん》をして表土は流れ去り土地は臭くなり地球は壊滅していく。

――　わざわざ家畜で肉にして食べなければ、地球の食料はもうみんなのために足りているんだものね。とうもろこしとか、穀物の状態で食べれば。

中野　そうなんですよ。一〇キロの肉を作るために八〇〇キロの穀物が使われている、という計算がある。

――二酸化炭素も出るしね、牛や豚のげっぷやおならで。

中野 だからあなたが今食べている肉を半分にしましょう、それだけでもどれだけ地球が助かるか。

――肉を食え肉を食えというキャンペーンはすごいし、肉も人体にとって麻薬的魅力を持っているわけだからね、闘うのは大変だけど。

中野 めちゃくちゃ大変でしょうね。

――BSE（狂牛病）の出たアメリカの牛肉をまた買え、という要求も凄《すご》いしね。あれほとんど脅迫だよ。それを本当に止める存在がいたら消されるだろうね。

中野 そうですよ、恐ろしいですよ。でもそろそろ別のことを考えないとね。アメリカもいつまでもねえ。

アメリカは戦後日本人に牛肉を食わせるためにGHQの中に食料担当者がいて、その人のインタビューが何年か前の『日本経済新聞』に載ってたけど「日本人が意外に早く牛を食うようになってくれて助かった」と書いてありましたよ。ひどいでしょう。

――　ひどい、好みまで操作されている。

中野　そもそもGHQが給食を作らせたでしょう、全部洋モノじゃないですか。あそこで砂糖を覚えさせたんですよ。ケチャップ、ソースなんか半分砂糖ですから。牛肉に付随《ふずい》してきたのが牛乳ですよ。あとパン食ね。

――　あれ、なんで最初は脱脂粉乳《だっしふんにゅう》だったんだろう。

中野　たぶん日本に最初は乳牛がいなかったからじゃないですか。

――　ああ確かにね、牛乳を飲んでいるのは一部の牛を飼っている人だけだったかもしれないからね。ずっとそうやって植民されているわけね、食べ物まで管理されて。

中野　植民の「植」は「食」べるですよ。「食」民地なんですよ。

――　それで米国債のドルをいっぱい買わされて、バブルに狂うアメリカのドルの価値を下支えさせられてる。ドルが急落したらどうなるんだよ？　運命共同体にされちゃってる。もとは俺たちの税金なんだぜ。

中野　もうなんというか「天領《てんりょう》」（幕府の直轄地）といってる人もいますね。日本がアメリカの。

「魔薬」を脱してまずビタミンのバランスをとる

――考え方のツールとして「波動」というのがあるわけだけど、屠畜される牛や飼育環境の悪い豚に悪い波動が起こるんだったら、似たような状況で暮らしている人間の間にはたくさんそういう悪いものが溜まっちゃうんじゃない？　貧困な地域とか戦争ばっかり仕組まれてやらされているところとか。

中野　そうですね。『ボウリング・フォー・コロンバイン』っていうマイケル・ムーアの映画がありますね。コロンバイン高校で生徒が同級生を射殺した話を取り上げているわけだけど、コロンバインという地域にはボーイング社があるんですよ。そこで武器を大量に生産していると。そこのそういう波動が彼らを狂わせたんじゃないかという内容もあの映画にはちょっとあったんですよね。たしか。

――それは波動という言葉を使ってもいいけど、いろんな形で目に入るとか文化を歪《ゆが》めるとかあるよね。

人を殺すものを作るために雇用《こよう》されて暮らしている人がその地域にとても多いとか。

不自然で平和じゃないことをしていると必ずその報いは来るということなんでしょうか。

中野　そうでしょうね。まあ必ず来るかどうかはわからない。ジョージ・ブッシュのお父さんは元気だったりしますからねえ。

――それで今の、肉を抜いていって鳥だけになりだんだん卵もだしもダメ、ということになっていく中でのメンタルな状態の変化というのは、どういう歴史を刻んできた気がしますか。

中野　その前に、いちばん最悪だった頃は砂糖づけだったわけです。あとコーヒーを浴びるように飲んでた。コーヒーをまずやめようと思ったんですね。それで砂糖も甲田先生の本を読んで以来なんとかやめていったんです。黒糖にしようとか蜂蜜にしようかとか。

コーヒーをやめたっていうのは、『ビタミンバイブル』という有名な本がありまして、完全読破して頭に叩き込んだんですけど、本当にコーヒーの中毒性は高いと。それでコーヒーは一日一杯でも中毒性によってやめることができないと。飲むことによって物質を取り入れるわけですから、体の中で燃焼する際に何かを奪っていくわけですよね。当時は砂糖とクリームをたっぷり入れて飲んでいたわけで、砂糖っていうのは純度が高く精製されているがゆえに、体の中に入ってきたときに体の中の物を奪っちゃっていくわけで、これがたぶんビタミンB。ビタミンB群が足りなくなると人間はまず落ち着きがなくなる。

それから、たぶんカフェインが中枢神経を冒《おか》していくと思った。中枢神経を刺激して一時的にスッキリさせるわけですから。これも麻薬とほぼ同じメカニズムですね。

で、そういうものをやめていく過程とビタミンを摂っていく過程で、自分に落ち着きが出てきた。焦りとか無力感みたいなものから解放されてきた感じですね。これは完全なベジタリアンになるだいぶ前の話ですが。

——自分が摂取するものを変えるということが心を変える、というのが結構はっきり感じられたんですね。

怒りとかも減りました？

中野 減ります。だから更年期障害の原因、先ほど三つ、タバコ、ストレス、肥満と言いましたけど、ストレスと肥満という中にはいろんな問題が含まれていると思うんです。「コーヒーを飲み続けるのも中毒。だからそれもストレスなわけじゃないですか。それと砂糖を摂りすぎることによって肥満に陥る。肥満も、目に見える「肥った」ということと同時に、そこには砂糖の摂りすぎによって精神がぐちゃぐちゃになっているという現実もあるわけですよね。そのへんがすべて更年期障害の症状になってるんで、更年期障害から抜けるためには、食べ物を正していくのがいちばんの早道のような気がするんです。で、ある程度浮上した時点で僕は「ホメオパシー」をやったんですよ。

初めて受けたのは五年くらい前かな。ここでヒットしたものがありまして、それでホメオパシーってすごいなと思ったんですけど、そのときのホメオパシーはいま僕がやっているクラシカル・ホメオパシーとは違った流派で、プラクティカル・ホメオパシーっていういっぺんに何種類もレメディ（後述）を出すというやり方のところです。そのレメディの中のひとつがたまたまヒットして、頭の中の霧が晴れたように鬱的なところから抜けられたんですよね。その後クラシカル・ホメオパシーを学ぶことによって、自分で診断してもうちょっと強いやつを飲んだりしたことでどんどん回復していったんですけど。

だから精神的な更年期から抜けるのにはまず食事を正したのと、最終段階のロケットとしてはホメオパシーだったのかな。

①
マクロビオティック…桜沢如一という日本人が食による治癒を目指して確立した食事法。世界中に広まっており、欧米のセレブにも愛好者が多い。特徴は四つ。「一物全体食」…材料を丸ごと使う。「身土不二」…カラダと土は二つにあらず。つまり生活している場所で取れるモノをその旬に食べる。「健康食材」…農薬などがかけられていないモノを食べる。「調和」…食材をその特性から陰陽に分け、そのバランスを取るように食べる。ちなみに厳密な穀菜食であるため、砂糖も肉も乳製品も使いません。

②
ミトコンドリア…細胞内小器官。ひとつの体細胞の中に数百ある。原始の海で、その後動植物のもとになった

真核生物に入り込んで共棲を始めた別の生物由来だと言われ、だから細胞核とは別の、ミトコンドリアDNAを持っている。細胞の中でエネルギーを産生する代謝に大きく関わっており、この機能が不全だとミトコンドリア病と呼ばれる難病になる。

③ 甲田光雄…大阪大学卒。医学博士。八尾市にある甲田医院の院長。幼少時からの虚弱体質を西式健康法によって自ら治癒させる。それ以来西式健康法の普及に努め続けている。サンプラザ中野の健康の師の一人。二人の対談本『食べ方問答』は是非読んで欲しい。

④ モチリン…腸の蠕動運動を促すホルモン。主に小腸に多い。これが働き出すとお腹が鳴る。つまりお腹が鳴るのは腸が動き出したから。お腹が空いたからではない。

⑤ グローミュー…日本語では「動静脈吻合《ふんごう》」。皮膚のすぐ下に毛細血管がある。毛細血管にも動脈と静脈がある。その間にバイパスとしてグローミューはある。寒さなどで毛細血管が閉じたときこれが開くことで血液は滞《とどこお》らずに流れる。

世界よ、少食に向かって走れ！いまこそ！

③

少食は健康の原点

中野　甲田光雄先生の本には、どうやってたどりついたのか覚えてないですけど、「少食は健康の原点」と書いてあった。目からウロコでしたね。実際僕は、一番食事を摂っていたときには一日五食以上でしたからね。

――それは太るよ。

中野　でも、意識的に食べてましたね。それが健康のもとだと思っていた。そういう考え方に世間の人々もおかされてるわけですけども、それが違うんだ、違う見方があるんだっていうのが、初めて、わかりました。

――僕も甲田先生のご本を読みましたが、説得力がある。筋が通っている。

中野　筋が通ってますよねー。あまりにも筋が通っててびっくりして、しかも面白い。発想が、まあ僕のなかでは新しかったから。新しい、人があんまりやってないことに飛びつくタチなんで、それでこれはやってみよう。金もかからないし。努力といったら、飯を食わないっていうだけのことじゃないか（笑）。っていう感じでしたね。それとあと、岸谷五朗という俳優さんがですね、まあ友だちなんですけど、よく減量するんですよ、役者だから。

彼は、減量するときは一切食わない。夜中に帰って、豆腐一丁とビールを一缶、飲むときもあるけど、大体豆腐一丁。そんなんで大丈夫なの？　と思った。でも全然彼が病気をしたとかね、そういうことは聞いてなかった。それでも健康でいられる岸谷五朗っていうのが、脳裏にあった。

――その頃は逆に中野くんは食べに食べてたわけね。

中野　食べに食べて（笑）食べなきゃ健康じゃないよっていう方の立場の人間だったんだけど。じゃあ少食をやってみようっていうことになると、やっぱり性格なのか、いきなり過激な方向にいきましたね。一日一食にした。甲田先生の本では一日二食から始めることになっているんですけど。

――あれはどうして西式っていうんですか？

中野　西勝造という方が、開発した健康法なんですよ。明治の人なんですけど、やっぱり、子どもの頃からカラダが弱いっていう人で、あんたは二十歳になる前に死んじゃうとか言われてて、いろんな医者に行ってみるんだけど全然よくならなくて、医者にもう匙《さじ》投げられて、じゃあもう自分でやってみようっていうんで開発したのが西式。結構ね、明治生まれで昭和で死んでるぐらいの年の人たちっていうのは、まあ僕らの祖父祖母の世代っていうのは、西式やってた人いますよ。

――小さい頃カラダが弱かったっていうところから出発してる人が結構いるよね。

中野　そう、小さい頃からそういうことでつらいとね、自分で考えるんですよ。偉い人は。

――西式、つまりいま甲田先生が実践している健康法の特徴は、一日二食にして腸を休ませることと、温冷浴もありましたよね。

中野　他に、体操・運動のパターンも三つぐらいあります。あとは床に直接寝る。固い枕を使って。

――床に寝るのは姿勢の矯正《きょうせい》のため？

中野　そうですね、背骨を中心とする歪みの矯正。あと首に当てる、桐の木できた、カマボコ形の枕があるんですけど、これがいいんですよ。もう全然、首の痛み肩の痛み、そういうのがなくなります。

――それは普通に売っている固い枕と違って、西式で開発された独特のものなんですか。

中野　そうですね。普通の固い枕って、結局首を支えないから、首が寝てる間じゅう頭を支えるために緊張してしまうということらしいんですよ。で、その、西式の枕では、頭の重みでもって頸椎《けいつい》もひっぱられて、頸椎の問題もなくなる。

現代医学は、慢性病を治すのはすごく苦手

――そのカマボコ枕を不当に高く売るとかそういうこともなく？　西式の世界では。

中野　全然。西式は、基本的に金儲けしてないですよ。甲田先生の医院も、非常に古くて、

もうぼろいです。なんでかっていうと、診察しても、保険点数を稼がないから。注射も打たなければ薬も出さないし、レントゲンも撮らないから。だから、ほとんど、今の医療制度の中で点数になるものがないんですよ。

——お医者さんでもあるんですね、そうすると彼は。

中野　甲田先生は西洋式の医学も修めた医学博士ではあるんですが、もうご自分の医院では西式健康法しかやっておられないですね。

——あ、普通の医者はもうやってない。

中野　ええ。東京にも東中野にワタナベ医院っていうのがあって、そこには僕は行ったことないんですけど、西の甲田医院、東のワタナベ医院って感じで、西式は広まってます。

——グローミューという言葉に出会ったのも甲田先生のところでですか。

中野　そうですね。

——その存在はもう西洋の解剖学的にも、確定されているものなのね。

中野　フランス語でグローミューだから、ヨーロッパから来ているから、されてるんじゃないですか。

――ただその、「グローミューが開く」ということが、冷え性の解消などに劇的な効果があるということは、中野君が今まで出会ってきた西洋式の医者たちは捉えていなかったわけだよね。例えば普通の大学病院とかにいって、ひどい冷え性なんですって言っても、「グローミュー」という話は出てこないでしょうね。

中野　現代医学は、そういった慢性病を治すのはすごく苦手なんですよ。現代医学の学校で教えることっていうのは、手術のしかたと、薬の出し方、処方のしかただから。グローミューを開く薬はないんじゃないですかね。

――冷え性っていうと、末梢血管拡張剤とか出すね、きっと。

中野　医者って意外に不勉強ですよね。自分たちの習ってきたことが絶対正しいって思いこんでるから、ホリスティック医学に対して差別的だし、関係ないんですよね。否定から入るから。

――ホリスティック医学っていうのは日本語にすると、カラダと心を全体的に捉える医学っていうことですよね。

中野　そうですね。そう呼ばれるものの中には、鍼灸《しんきゅう》とか、クラシカルホメオパシーとか、オステオパシーとかいうのがありますね。

――オステオパシーっていうのはどういうものなんですか。

中野　これはよくわからないんですけど、うちのおじいさんがやっていたらしいんですけど、たぶん整骨の類だと思うんですよ。あと整体とかも入りますね。

――整体は確かにいいよ。ほんと楽になる。

中野　何整体ですか？

――知らないんだけど僕の行っているところの先生はすごく上手。マッサージだけでからだの歪みを治していく。あんまり強くはやってない感じがするんだけど深く入っているのね。だから気持ちよくてよだれ垂らして寝ちゃいます。

中野　野口整体っていうのが有名なんですよ。実はうちのおじいさんっていうのが、野口整体を作った野口晴哉さんっていう人と友人で、うちのおじさんはその野口晴哉さんの内弟子だったんですよ。つい最近まで。母親が「野口先生が野口先生が」って言うけど、何のこと言ってんのかなこの人はってずっと思ってたんですけど（笑）。

――歴史上の人物かと思ったら知り合いだった。
野口整体って、野口三千三《みちぞう》の野口体操とよく混同されるんだよね。混同される
からなんか頭に入りにくい。一般的に。

中野　ノグチミチゾウっていう人もいるの?

――それは野口体操の人。こんにゃく体操の人。その始祖だよ。割と最近亡くなった。

中野　じゃゆるゆるの体操はそんなに前からあったたっていうことなの?

――そうなんです。

欲しがりの国、アメリカ

――そして中野君は、甲田先生の書との出会いによって、そしてそれをしっかり自分で
実践したことによって、長年の冷え性と便秘から解放されたわけですね。

中野　そうです。

――それで今の社会でですね、便秘だなと思う現象は？（笑）

中野　ええっ？（笑）社会現象？！

――あるいは下痢だなあ、でもいいし冷え性だなあ、でもいいし、あるいは今の社会を見て肥満だ！　とか。

中野　甲田先生の、「引いていく」考え方っていうのは、例えばグローバル化したアメリカの経済文化の主流とは逆を行っていると思うんだよ。アメリカ文化って若くて強くてってていうのが価値だし、スピードは速ければ速いほどいいしモノだってカネだって「大量」を好む。

――覇権主義ですからね。

中野　肥満が非常に多いし、たくさんエネルギー使って温暖化ガスもダントツで出して、でもまだ何かが足りないまだ足りないっていう国。ひとの国の政権まで変えてしまう。そういう、邪悪な心はどこからくると思いますか。

――ブッシュの邪悪さ？（笑）

――　肉の食い過ぎだーとか（笑）。

中野　そうですね……でもアメリカの中枢にいるブッシュとかは太ってはいないでしょう。

――　うん。でも下流の人は太ってる人が多いよね。

中野　あれはファストフード産業が太らせてバカにして、下層民を作るんですよ。貧困にさせる。そしてそこから軍隊に行かせるんですよ。軍に行くしか仕事がねえ、入隊して奨学金もらわないと将来もねえ、ってことで。

――　だから徴兵しなくてもやっていける。

中野　そうそうそう。

――　アメリカっていうのは、そもそも西部にむかってどんどん膨らんでいって、あ、海だ、じゃあ、というんで太平洋渡ってフィリピンだとか占領しちゃう。そして第二次大戦を通じて太平洋国家にもなった。

中野　あれは宗教のもとから考えると、ピューリタンだったわけでしょう、アメリカに行った人たちっていうのは。迫害を受けたっていう。アメリカに開拓に、っていうかアメリカに逃げて行った、新天地を求めて行った人たちは、原初的な被害妄想がすごく強くて、これは「華氏九一一」とかマイケル・ムーアの映画とか見るとよくわかるんだけど、国民に危機感ばかりを植えつけて、それで軍事に走らせるっていう。それはユダヤ教のイスラエルもそうですよね。選ばれた民なのに今は迫害されていると。優秀な民族なのにずっと迫害されてきた。だから軍備を固めなければ始まらない、というふうに思ってるでしょう。大部分の国民は。もちろん「ピース・ナウ」の人たちとか、例外はある。

——

キリスト教が発達したのは肉食のせい？

中野　アメリカの実権を握ってるのはユダヤだっていうじゃないですか。となると、やっぱりアメリカ人はコントロールされてるわけなんだけど。

—— ちょっと前まで元気だったネオコンの、ウォルフィッツとかあのへんの人たちは、アメリカとイスラエルのどちらかが滅びなければいけないとしたら、イスラエルをとるっていう考えの人たちだそうです。聖地を守るイスラエルのためにアメリカの軍事力を行使するという順番の発想。

中野 ほんとにアメリカの教育の中とかテレビとかでイスラエルの悪口を言うと大変な問題になると。大変攻撃を受けるらしい。

—— あの、「非暴力的に」攻撃を受けるでしょう。爆弾仕掛けるとかじゃなくて、ネットで抗議が殺到するとか、広告出稿をとめるぞ、とか、昔●●学会などがやっていた（と言われる）みたいに、新聞社や出版社にファックス送ってそのもとの紙がドーナツ状でぐるぐる廻るようにして永遠に送り続けてもう回線が使えないように……（笑）。これは威力業務妨害ですね。

中野 インターネットの「祭り」とか「ブログ炎上」とかの昔の形ですよね。だから大学教授とかがそういう発言するともう失職に近い。でも最近、この前ラジオで聞いてたら、最近アメリカの大学教授でイスラエル批判を書いて出した人がいて、それは出せるっていうだけでちょっと時代が変わってきたのかも知れないみたいなことを言ってたけど。

―― その人もその後がどうなるかだよね。

中野　さておき、とある説によると、キリスト教が発達したっていうのは肉食のせいじゃないかと。肉食っていうのはやっぱり、前回も言いましたけど肝臓に負担をかける。それによって鬱々とした気分になる。それを救うためにキリスト教が必要だと。それで広まっていったんじゃないかっていう説があって、そのなかでさらに迫害を受けたピューリタンがアメリカのもとなわけだから、相当鬱々とした性格が、その基盤にあるのでは？

―― 鬱々としたときに攻撃相手が現れたりすると、元気になれるわけですよね。

中野　それに、肉を食うと、一時的にハイになれる。それは肉の中に宿るアドレナリンと、牛の恨みと……それを摂取している。

―― アメリカ人はしょっちゅう陽気なパーティとか、なんか陽気を装うところがあるよね。ディズニーランド的に。

中野　そうそう。陽気を装いながらものすごく好戦的であるという。

——装うから、実際は沈みがちな人はもう大変になるよね。ちょっと前、プロザックっていう第四世代の抗鬱剤が、「ハッピードラッグ」とかいって、すごくもてはやされたりしたでしょう。薬で元気を出してまで「強くありたい」。

中野　それは食品に対してもそうだし、薬に関してもそうだし、生活スタイルもそうだしね。戦争をいざ始めたときも、必ず、これは正義の戦争だ。とんでもない独裁者に虐げられてきた国民を解放するための戦いだ、って宣伝しまくるじゃないですか。ハイになりたがる。

少食は地球のため

——一番強いっていうのが好きだしね。ヨーロッパはそれぞれの国で、それぞれの落ち着きを得ているところがある。まあ停滞社会ではあるけれども。それからフランスもサルコジが大統領になってアメリカ式が広がるかも知れないけれども。

アメリカは、常に一位でいたいというギラギラ感がずーっと抜けない。永遠に若い国でありたいのかな？　金融資本主義のなかでも一位、日本もアメリカの方式にしろ、俺たちの市場になれっていうんで金融ビックバン。その頃からだね。「勝ち組」「負け組」という言葉で階層化が言われるようになったのは。

中野　でもほんとにアメリカは頭はいいと思うんですよ。その、他国に、自国が儲けるための市場を作っていくという点で。日本人にパンと肉と砂糖の味を覚えさせたようにね。

もし日本が第二次世界大戦に勝っていたとしたら、そんな計画性はなくて、もうとんでもないひどいことしかしなかったんじゃないですか。

ほら勝った、ほら勝った、っていって、負けた国から、ありったけの金銀財宝とかね、盗んでくる、持ち帰ってくるような、単純な収奪しかしなかったんじゃないか。桃太郎が鬼ヶ島的をそうしたように。

いま話題になってる道路特定財源だって、あれはちょっと頓挫《とんざ》しかかってますが、もとは、自分とこのね、車を輸入させるために、道路にだけは金をかけろっていうアメリカの意向があったとも言いますね。ところが自分とこで造る車はあまりにもデカすぎて、日本の道路事情に合わなかったっていう。

――日本の小人たちが自分たちで作りはじめたじゃないか、って（笑）。

中野 そうそう。それだけは失敗だった。でもね、あと問題なのは、農薬。農協をうまいこと使って、農民に農薬を買わせまくった。

――昨今は、遺伝子組み換え作物を押し売ろうとしてますね。それとセットで遺伝子組み換え作物用の農薬も。再生性のない一代限りの品種までつくって、農家は永遠に種を買い続けなきゃいけないという方式に持ち込もうとしてますよ。アグリビジネス（大規模農業資本）が。

アグリビジネスの汚くてその地の在来農業を完全に破壊してしまいかねないやり方は、はスーザン・ジョージっていう人の、『なぜ世界の半分が飢えるのか』っていう、一九八〇年代からある本でしっかり指摘されているんだけど……止まらないね。

中野　西式健康法では、それに関係することにも触れられてあって、みんなが食べる牛肉を半分にしようと。そうすれば牛が減る。牛が減れば、緑も減らないし、地球の環境も守れるし、牛の糞などによる汚染も減るし、何よりも牛の餌となっている穀物の消費量が減る。いま、牛豚に食わせている穀物を、全部、人間が直接食えばみんな賄《まかな》える。飢える人などいなくなる、っていうことまで、甲田先生は書いたわけです。おーっ、そうかー。

——　それはいろんな試算で正しいと証明されている。いったん肉にしてからじゃなくて、菜食になると地球のみんなが食べていけるだけのものを、地球は持続的に生産している。

中野　あなたが少食になるのはあなたのためだけじゃない。世界のためになるっていう。素晴らしい！

——　ところがそうすると、みんながあまり消費しなくなるので、過剰消費を前提とした国際資本主義の受益者たちは困ると。

中野　そうなんですよ。

――だから、吉野家の牛丼の味を忘れてしまっては困る、っていうので、どうしてもアメリカの牛肉を食えっていう。すごいよね。

○○○陰謀説

中野 すごいです。それらの企画を全部したのは思うにユダヤ人なわけですよね？ ユダヤ人っていうのは……

――これは○○○（伏せ字）にして（笑）。

中野 ユダヤ人は、ゲットーの中に昔から押しこめられていた過去があって、できる仕事も最下層の仕事、「不浄」とされている仕事に限られていた。どの国でも、被差別民はそうされるんですね。それで、ユダヤ人に与えられた仕事はそれとあと金貸し。マネーチェンジ。それでもうその仕事に必死になって取り組んで、長《た》けちゃったわけですよね。

——それは初代のロスチャイルドがローマ時代の古銭を拾って、綺麗に磨いて領主に献上したことからから始まったそうだよ。そして儲かると、それをヨーロッパの各国に散らせた息子たちや、同族のネットワークの中で廻して増やした。国際為替取引とか、投機で儲ける仕組みを、そうとう早い時期に発明した。

中野 やっぱりいまだにその結社っていうのはあるらしいんですよ。

——ないはずはないだろうっていう気はするよね（笑）。

中野 あるんだって。この前読んだ本に、すごいこと書いてる人がいて、年間に数十億ドル稼ぐようになると、そういう結社の人がやってきて、仲間に入れてくれて、それで、世界中で秘密会議を開いて、世界中の最新最重要情報が入るようになってるんだ、ですって。ありそうな話でしょう？

——それで世界の方向を、G7とかG8とかサミットとか、IMF（国際通貨基金）とかWTO（世界貿易機構）とか、民主的に選ばれた人による機構じゃないところで決めちゃうわけね。

中野　そうでしょうね。決める前に決めることを知ってるとかね。

――　ああ、こうなるから今この通貨を買っておいたほうがいいとか。

中野　うん。インサイダー。

　地球上の金を、富を、すべてそういう結社で牛耳《ぎゅうじ》ろうとしている。あとね、そのとき酔っ払ってて誰だか忘れちゃったんだけど、目の前にきて話してた女の人がね、うちのお父さん誘われたんですよ。なんとかかんとかという組織から入らないかって誘われたんです、って。でもうちのお父さん、興味ないからいいやっていって入らなかったんですけど、ほんとに誘われたんですよ。だって。でも、それがなにかは教えてくれなかった。

――　お金持ちの人だったんですか？

中野　なんかね、放送局の偉い人だったんじゃないかなあ。お父さん。

――　そうすると、そうした結社のせいかどうかは別として、とにかく資本総体としては、地球環境がどうなろうと、下層のやつらには肉をたくさん食ってもらって消費してもらって、ゲーム機とかも買ってもらわなきゃ困るわけですよね。

中野　うん、つまり今できているシステムを最大限の速度でまわしていく。それがダメになったら次のことを考える。エク●ンモー●ルかなんかの人で、なんで次世代クリーンエネルギーが普及しないんだって言われて、次世代クリーンエネルギーの利権を全部俺たちにくれりゃ明日から普及するよって言ってる人がいたという（笑）。

―― 利権が別のところに移るっていうことだもんね。エネルギー革命は。

中野　そうですよ。たぶんそういうの作っちゃった人は殺されるとかね。表舞台から消えていかざるをえない。

今年（二〇〇五年）の六月ぐらいに、水をエネルギーにして走る車っていうのが、熊本か鹿児島で認可が下りて、これから二年間公道テストをしますっていうのがニュースになったんですけど、それのホームページを俺はキープしてたんだけど、この前ひさびさに見たらなくなっていた……（笑）

消されてる（笑）。そうなんですよ、普通のエンジンのまんまで、水を細かくして、ぶちこむと、圧力がかかるじゃないですか。その気圧が極点に来たときにバンッと爆発するんだって。

――水素と酸素に分解されて？　じゃなくて？

中野　水のまんま。

それで動くんですって、車。たぶん燃料は水だけなの。着火に、水素かなにか必要らしいんだけど、基本的にどんどん消耗していくのは水だけ。

――ほんとにそんなことができたら石油産業はみな困るわけだねえ。

中野　CNN見てたら、アメリカの、「誰が電気自動車を殺したか」っていうニュースをやってて、それが、もうほぼ新品の電気自動車がスクラップ屋にガンガンと置いてあった。結局、電気自動車になっちゃうと、石油業界一気にダメになっちゃうから、とりあえず、ハイブリッドっていう選択肢が今選ばれてるんじゃないですか。

――トヨタの奥田碩会長はその秘密クラブに入ってて……

中野　入ってるよ、絶対入ってる。と思う。

――このぐらいの線ならどうですかと。みんなにちゃんと分け前がいくようにだんだん移行しましょうと。

中野　そうです。

――トヨタの会長にしてはじめて殺されずにすむと(笑)。

中野 みんなに利権を分けながらでないと消される、と、この世界ってそういう世界みたいですよ。そういう世界のなかで、じゃどうしようもないじゃんってなっちゃうんだけど、それは、世界の話であって、そういうことに騙《だま》されない自分っていうのを作ると、自分の中だけで幸せがやってくるから、いいんですよ。

――そういうね、それぞれの国で、一人で内面と生活の志向を変えようと努力してる人は殺すまでもない。そういう人がだんだんいつの間にか増えてくれば、相手もお手上げなわけですよね。

中野 今のロハス[1]ブームみたいなので徐々に広がって行けば誰も消されないで済むかも知れない。

――ロハスは消費しながらだもんね。選び抜かれた消費をしながら、持続可能な方向に流れを変えていく。ロハス志向、カルチャー[2]クリエイティブの人は、いま先進国の全人口の一〇パーセントぐらいとか分析をした人がいて、特徴的なのは、階層に関係ないんだって。金持ちにも貧乏な人にもカルチャークリエイティブは一〇パーセントくらいいる。それはアメリカの研究だけど、インテリばっかりかというとそうでもない。

中野 どこにでも一〇パーはいる。

―― うん。だから、静かな革命である可能性が出てきた。

中野 そうですね。それは希望をもちたいですね。

① ロハス…Lifestyles Of Health And Sustainabilityの頭文字の略。環境と健康に対する関心、社会に対する問題意識、自己啓発・精神性の向上に関心が高く、実際の行動に移す人々。

② カルチャークリエイティブ…地球環境、人間関係、平和、社会正義、自己実現や自己表現に深い関心を寄せる人たち。

ホリスティック医療の華、クラシカルホメオパシーと出会う④

いよいよホメオパシーだっ！

——いよいよですね、クラシカルホメオパシーとの出会いについて。

中野　まず最初にホメオパシーっていうのがあるよっていうのを聞いたのは、爆風スランプのディレクターの女性がいまして、その人が、とある病気を抱えていて、いろんな情報を持っていたわけです。その人はいろいろ、美味い寿司屋とか美味い蕎麦《そば》屋とか、うまい整骨院とか、そういうのを拾ってきて教えてくれるんですけど、そのなかの一つにホメオパシーっていうのがあるんだっていうのを聞いた。

最初のうち、健康に興味のないうちはなんとも思ってなかったんですけど、俺もだんだん興味を持ちだして、自分の状態というのを見ていったときに、これは男の更年期障害であり、なおかつ重度の鬱だと気づいて、それでホメオパシーを思い出して、なんか面白そう、効くかも知れないから行ってみようと。で、行ったところ、一時間ぐらいインタビューされた。

——東京にホメオパスの人がいるわけですか。

中野　ええ。その人はね、クラシカルじゃないんですけど、いるんです。

西式をある程度自分でやって、もう体重も落ちたあとのことで、カラダはなんとか動くようになっていたんですが、精神的なこの状態はまずいんじゃないかっていうので。つまり、自分の中で今までの自分を分析するだけの余裕ができたところで、ああ、これは次はホメオパシーかなっていう。

ホメオパシーについての簡単な説明をしますと、これは、一七五五年にドイツのマイセン地方で生まれた、サミュエル・ハーネマンという優秀な内科医がいまして、この人が創始者とされています。一説には、このような考え方はギリシャの時代からあったともいうんですけど、実際に医学の体系として成立させたのは、サミエル・ハーネマンの力です。

当時、一九世紀に入る前後だと思いますけど、内科医で活躍していたわけなんですが、当時の医療に彼はすごく疑問を持っていた。なにかあると水銀を飲ませたり、なにかあると瀉血《しゃけつ》といって悪い血を抜きましょうっていう、野蛮な医療しかやってなかった。で、優秀な医者かどうか評価される点が、いかに切ったときにきれいに血が噴き出すかみたいな（笑）。

――すごい。歌舞伎の切腹シーンみたい（笑）。

中野　きれいな格好をして、きれいな切り方をして、血がきれいに噴き出ると、優秀な医者だー、みたいな状況があったらしい。まあそんなことだから、死ぬ人が多かった。で、なんで死んだかって言われると、医者は、いやー、来るのが遅かった、手遅れだった。というようなことをやっていて、それでね、ハーネマンは、それじゃ医師としては変だろうっていうのをずっと疑問に思っていて、で、閃《ひらめ》きがあったわけです。

その閃きというのは、キネという木があるんですけど、この粉を健康な人に与えるとマラリアに罹《かか》った人と同じ症状を見せる、ということを発見したんですね。

――熱が上がったり下がったり。

中野　そう。これは不思議だなっていうので、マラリアの患者にキネを与えてみた。

――　ちょっと乱暴だね（笑）。

中野　まあそしたら、治ったんです。これはいけるかもっていうんでその仕組みを解明して、さまざまな物質でそれを試した。そして、ものすごくたくさんサンプルをとっていったら、これは医学として成り立つ、っていうことになって、できあがったんですね。

よりわかりやすく言うと、病気のパターンとしてね、例えば急に熱が上がって小康状態が続いて、一回下がって、また上がって、そのときに頭痛もともなって、それで丸一日続いておさまった、という病気があるとしますね。これ現代医学だとその症状を抑えようとするんですけど、ホリスティック医学で考えると、症状っていうのは、病ではない。症状っていうのはその病を治そうとしてカラダが戦っているから出るものだと。

カラダが頑張っている。だからその戦いを、解熱剤なりで押さえちゃうと、熱は下がるけど、戦おうとしてた相手はどこに行っちゃうの？　生かしたまんまでしょ？　カラダの中にいるまんまじゃない。っていう発想なんです。

――それはウイルス性の風邪なんかではその通りのことだよね。ある程度熱が上がらないとウイルスがなかなか死滅しない。

中野　ええ。で、熱が上がるっていうのは、カラダからすると戦ってるわけで、その戦いのためにカラダはエネルギーを、熱を上げることに向けるわけですよね。とにかくカラダは熱を上げることが最良のことだと思っていくわけですよ。それがすごく大変で寝てなきゃなんないわけですよね。だったらその熱を上げるのを、手伝ってあげればいいんじゃないの、と。

――なるほど。

中野　熱が上がって一回下がって小康状態になってその次にまた熱とともに頭痛が発生してしばらく続いておさまった。で、回復した。これとまったく同じ動きをするレメディをあげれば、完璧に助けられるんじゃないの、と。

――レメディっていうのはその物質ね。

中野　レメディはね、ホメオパシーでいうところの薬なんですけど、物質ではないんです

訂正！

一七二頁二行目からは言葉が過ぎました！ヨーグルトに入っているのは「腐った」油ではありません！

ヨーグルトの乳酸菌こそがいいのだ、という人もいます。

それから、「言われてるほどよくない」は、「言われてるほどよくないらしい」です。「私の感じ」を述べただけでした。

また、九一頁七行目の「農民に農薬を買わせまくった」は、これも「らしい」です。

皆様にお詫び致します。

けど。そこはちょっとおいといて。

――はい。

中野　その何百種類もの、カラダに対してお手伝いをするレメディをサンプリングによって確定していって、つくられた医学がホメオパシーなんですけど。

――言い換えればずいぶん人体実験をしたわけだ、彼は。

中野　そうでしょうね。しかしそれはどこの医学でも……（笑）

ホリスティック医学では「人物」を診る

中野　それでですね、どこにいこうかな。この症状にはこのレメディっていうのがだんだんわかってきて……ごめんなさい、症状って説明しちゃいましたけど、レメディは症状に対して出すものではないんです。ホリスティック医学だから、レメディは人・

物に対して出すんです。

ここがまたね、現代西洋医学と違うのは、現代西洋医学は先生頭痛いんです、はい、じゃアスピリン出しておきますから。先生歯が痛いんです、はい、アスピリン出しておきますから。先生—、肘が痛いんです、あ、じゃアスピリン出しておきますから、と、なんでもかんでもアスピリンなわけですよ。その痛みを抑えるっていう、対症療法だから。

でも、ホリスティック医学の場合、その人の全体像で出すから、頭が痛いんですか、ほう。じゃどう痛いですか。それは針でつつかれるように痛いですか、小さなハンマーで叩かれるように痛いですか、それとも頭の中で爆音が鳴っているように痛いですか、それは、右っかわが痛いですか左っかわが痛いですか。頭の上が痛いですか、顔の前面が痛いですか。そしてそれは、朝の八時から十時までですか、夕方ですか。それとも寝たあとですか。とかそういうことを全部聞くわけですよ。ではあなたは、寝るときに右側を下にして寝ますか左側を下にして寝ますか。寝るときに足を出して寝ますか、それとも足を折り曲げて寝ますか。あるいは、牛乳は好きですか、窓は開いてたほうがいいですか……その人の特徴っていうのを全部聞き出すんですよ。

というのは、ある症状というか、病気にはなるけれども、その病気が、今一番メインの、その人のカラダの問題点を示しているとは限らない。一番問題なのはなんだろうっていうのを知るために、人物をみるわけです。熱が出てるというときに、運動しすぎて熱を出す人もいるだろうし、会社でいじめられて熱を出しちゃう人もいるだろうと。あるいは悪いもの食って熱を出しちゃう人もいる。そういうのを、全部みていくわけですよね。今言った三つでも、現代西洋医学だったら、はいわかりました、解熱剤出しておきます、下がらなかったらまたきてください。になっちゃうわけです。

――じゃ、ホメオパスのインタビューを受けてレメディを出してもらう「病人」の側も、自分の生活や体調などに自覚的でないと聞かれてもわかんないよね。

中野 だからその、ホメオパスの勉強は、その聞き方を習得していくっていうものでもありますね。

――じゃ、何時から何時ごろ頭痛かった？　ええ？　いつだったかなぁー、ってなっちゃったら、また別の聞き方をするの？

中野　それはもう、いつだったかなぁーってなったら、この人、頭が鈍いんだなと。

――それも情報になるわけですね（笑）。

中野　そう。この人今自分のこと考えられないぐらい混濁《こんだく》してるんだな、意識が、とか。あとしゃべり方とかね。そういうのでもみられるわけです。

――そうするとその、横道に逸《そ》れるようですが、ホメオパシーの小児科っていうのもあり得るわけですか。子どもで、あまり言葉で説明できなくても。

中野　ホメオパシーは、犬猫動物病院でも使用されています。もちろん子どもにも使用されています。それは、親の意見を聞くのが多いですね。

――親がよく見ていればいいけれど、でもあんまり親に聞いてもわからなかったら親が子どもをよく見ていないとか、また問題点がわかるわけだね。

中野　まあ、あまりにも情報がない場合はレメディを出しようがないですね。それはたぶん現代西洋医学でも一緒だと思います。

一回目のインタビューでわからないときは、わかんないですってホメオパスは言うと思います。わからないなりに、これかな？　って言って、あんまり強い影響のないレメディを出すこともあると思いますけど。それで一カ月とか、その出したレメディのレベルにもよりますけど、しばらく様子をみてまたきてください、って言いますね。

どうして恋をするかわかる？　でも恋はあるだろう？

――あと、レメディになるものは「すごく薄めていく」っていう話がありましたね。

中野　これはですね、たぶん超最先端の科学ではなんとか説明がつくんだと思うんですけど、ここが、現代科学というか、超先端じゃなくて普通の科学意識を持っている人にはホメオパシーは偽物だと言われる所以《ゆえん》なんですけれども、最初、ホメオパスたちは粉を煎《せん》じて飲ませたわけですよね。で、なんかの拍子にどんどん薄くしていってそれを与えていったらば、より効き目が高まることがわかったんですよ。さらにどんどん薄めていって、アボガドロ係数（6×10の23乗）を越えて希釈《きしゃく》すると、化学的に言うともうこのなかにはもとの物質はないと考えてさしつかえないですよっていう数値らしいんですけど、それを超えて薄めていって、それを与えてみるとさらに効き目が増す。じゃもっと薄めよう。もう、もとの「物質」は全然ないと同じなんです。だけどさらに薄めるとさらに効き目が増すということがわかって。

中野 ―― 純粋な水で薄めるっていうのが条件ですか。

水かアルコールか。で、薄めつつ、ポテンタイズっていうんですけど、衝撃を与えるんですよ

瓶《びん》とかビーカーで言うと、もとの物質一滴に対して水かアルコールを九九滴入れて、かき混ぜてビーカーの底を本にバンと打ち付けるんですよ。そしたらそこからまた一滴を取りだして、その一滴に対して、まあ例えばね、九九滴加えて、それをまたかき混ぜて、バンと打ち付ける。だいたいこれは聖書に打ち付けるといいとさ

れているらしいですけど（笑）。聖書の上に打ち付ける。
それでどんどん薄めていくと、どんどん効き目の高い、ポテンシャルの高いレメディが産生されてくるんですね。これは、サトル（subtle）エネルギーという、すごく微細なエネルギーを語る学会が今あって、薄めたレメディほど効くのは振動じゃないか、いわゆる波動じゃないかと言われてるんですけど、これはまだ説明のしようがない。なぜ効くかわからん！　と。これはもう全ホメオパスが言います。

――それは結論を「科学的に」出さないで、その状態でいたほうがいいような気がする。やっぱりそれは波動ですとか説明しすぎちゃうと、擬似科学的な胡散《うさん》臭さが出てきちゃうから。せっかく普通の西洋科学と手を切ったんだから。

中野　ホメオパシーは西洋医学と併行《へいこう》的なものだという位置にいますよ。
手は切ってないですよ。

――あ、それは前に言ってたね。ヨーロッパでは西洋医学の薬にしますか、ホメオパシーの薬にしますかと聞く薬局が普通にあると。
ホメオパシーは、ヨーロッパでもどの地域が盛んとか、アメリカでも認知されている、とかあるんですか。

中野　僕はフランスとイギリスで普通に薬局行ってレメディを買いましたね。あと発祥《はっしょう》はドイツですから、ドイツでもあるんじゃないでしょうか。どっかで保険がきくところがあるって言ってたな。

ホメオパスはこう言います。ホメオパシーはどうして効くかわからない。でも君、恋をするだろう。恋はあるだろう。どうして恋をするかわかる？　わかんないですよね。ホメオパシーはそういうもんだと。

西洋医学のもうひとつの体系

中野　僕が初めて東京でホメオパシーを受けたときは、じゃどうなんですか、どうなんですかと一時間くらいずっと聞かれて、ああそうですか、じゃあわかりました。と、レメディをいくつか出してくれた。そこはね、クラシカルホメオパシーと違う点は、精度が違うんですよ。クラシカルホメオパシーのやり方では、レメディを一種類しか出さないんです。でも僕が初めて体験したのはプラクティカルホメオパシーの方で、そのやり方ではレメディを五種類ぐらい出すんですよ、いっぺんに。

――どれかが当たるかも知れない。

中野 そうです。「どれかが当たると思いますから」ってホメオパスは言うんですよ。で、はあって言って呑《の》んで、僕は二種類目か三種類目が当たったたんですけど。

それは飲んだときに、劇的なことが起こった。目の前、視界がぐにゃって動きました。

――へえー。

中野 それで、あ、治ったかも。と思った。僕のは主因が精神的な問題だったんでそこにヒットしましたね。

すごいなすごいなと思って、そしたら、友人が、僕がいま関係している、クラシカルホメオパシーの学校の母体となるところに勧めてたんですよ。で、今度、ホメオパシーの学校を開くと。ホメオパシーを知ってるかと言うから、いやいや何を言ってるんだ、知ってるどころじゃない、と。

友人は、うちの学校はね、ギリシャに学校を持っている当代一と言われるホメオパスの弟子が教えにくると。これはすごいことだから絶対習ったほうがいいって言われて。でいろいろ話を聞くと、クラシカルホメオパシーなんだと。ああ、確かに、五種類をもらって飲むよりも、一種類に絞る能力の高さのほうがすごいし、実際にそのギリシャでやってる本校の先生は、第二のノーベル賞と言われるブリフフット……

――ライト・ライブリフッド賞。

中野　それ！　を取ってるんだって。

――それはすごい認知のされ方だね。日本では高木仁三郎さんっていう、原発の危険性を訴え続けてきた在野の原子物理学者が取りましたよ。残念ながら早くに亡くなってしまったんですが。

中野　ノーベル賞受賞者に、子どもが「なぜなに」をいろいろ聞く本があるんですが、その本で唯一、ノーベル賞受賞者以外で解答者として登場してるのが私の、ギリシャの師であるドクタービソルカスっていう人なんです。その人が、「人間はなぜ病気になるの？」っていう小学生の質問に答えてるんですね。

――それで、視界がぐにゃっとするくらい効いた実感っていうのがあったから、自分が生きていくうえでも必要だし、また他人を治すこともできればっていうことで勉強しようと思ったんですね？

中野 そう言うときれいな動機ですけど、一番の動機は、いくら俺が健康に目覚めて一生懸命健康のことを人に勧めて説いてもね、僕のファンでいてくれてる人はそれなりに耳を傾けてくれる人もいたんですけど、一番頭にくるのが、母親とかなわけですよ（笑）。身内！（笑）

俺はもうバンドをはじめた頃からずっと思ってるんだけど、身内を納得させるのが一番難しいんですよ（笑）。

親父をガンで亡くしたこともあるし、一般に売ってるような野菜を食わないほうがいいよ、農薬でいっぱいなんだから。なるべく無農薬に近い野菜を食ったほうがいいよなどと、いくら説こうがですね、いやそんな薬なんか飲んじゃダメだ、薬にはすべて副作用があって危険なんだよ、そんなに簡単に飲んじゃいけないんだよ、とか言っても、もう一切。「あんたは医者か」、みたいな感じなんで、それをなんとかしたかった（笑）。いやいやお母さん違いますよと。これだけ勉強してるんです。資格までとったんです！　と。

自分で自分を治すこともできる

―― そのホメオパスの学校は、とあるビルの一室とかそういう感じなんですか。

中野　いや学校自体は、教室はないですよ。ドクタービソルカスの弟子のドクターロバートが来日するのは春と秋だけなんですよ。ですから、僕も四年通ったとは言っていますが、別に毎日通ってたわけじゃないです。

――セミナーとかワークショップみたいな感じで、一週間とか三日とかって感じで、どこかの会場を借りて。

中野 そうですそうです。

――そこではどういう講義や訓練がなされるんですか。

中野 まずレメディを覚えていく。このレメディはどういう人間に対して出すのかっていうのを挙げていくわけですよ。それからビソルカスのクラシカルホメオパシー――ビソルカスってほんとにクラシカルホメオパシーを成長させた人なんですよ。より新しくきちんと体系づけた人なんです。それを学んでいく。朝九時から夕方六時ぐらいまで一日中、がーって感じ。

――知識の量として膨大なものを伝えられるわけでしょう？

中野 すごいですよ。頭もうパンパン。しかも聞いたこともないことだらけだから。僕は医者でもないし。でも、自分自身が医者で、習いに来てる人もいっぱいいるんですよ。でも医者は、現代医学でガッて教育されちゃってるから、ホメオパシーはちょっとアーティスティックな考え方だから、なかなかそっち側の世界に行けないんですよ、堅すぎる人は。俺なんかは逆に、そっち側すぎて現代医学のこっち側が全然わかんないから、もう頭の中ぐにゃぐにゃ。

―― 教科書みたいなものはある？

中野 それがまだないんですよ。日本語化された教科書っていうのは。だから学ぶのが、すごく大変な医学、学問なんですよね。

―― 手軽なものがないのね。また、手軽にわかるようなことではなさそうだし。

どれだけのことを学べば、ホメオパスとして認められるのだろうか？

中野 試験はありますよ。最終試験は、ある状態に対して、何が考えられるかっていうのをがーって書いて、それには何を使いますか、っていうレメディの名前を書いて、そのレメディの出し方を書く。また、「相談者」はこれこれこうで一カ月後こうなりましたが、このときあなたはどうしますか？　とかいった設問に答える。

―― ホメオパスは、自分自身の体調とか精神状態に対してレメディを決めることもできるの？

中野 もちろんできますよ。自分について客観的にみることができさえすればできます。

僕も自分でも飲みますよ、選んで。

—— 身につければその後いろいろ調子が変わっても自分で対応することが可能？

中野 できますできます。セルフケアっていうのがあって、単純なことは解決できます。

—— それじゃ今は中野君は西洋医学の薬は飲まないことにしてるんですか。

中野 飲んでないですね。歯医者さんに通ってるんで、歯医者さんで麻薬……麻薬じゃないや（笑）、麻酔は打たれますけど。

—— 歯医者さんで麻薬打ってくれると（笑）、大勢の人が詰めかけたりして（笑）。

中野 笑気麻酔（笑）。

—— それで中野君は、ホメオパスは自分に向いてるっていう感じがした？

中野 うーん、なんとも言えませんね、それは。なぜかというとまだ職業にしていないから。人にお金を貰《もら》って健康相談したことがないんで。知り合いに無料で健康相談にのってるっていう状況ですね。

—— それで、僕は故障だらけの人間なんですけれども。

中野 はいはいはい（笑）。

——僕も体験してみたほうがいいと思うんですが、やっていただけますか。

中野　ええ。僕でよければ。

薬漬け男、ホメオパスの健康相談を受ける 5

ホメオパス中野師、鈍く黒光りするノートPCを持って現れる。

中野　コンピューターにレメディのシート（詳細情報などを記したもの）が入ってるんです。簡単なケースだったら、その場で答えが出せるかもしれない。でもねー、堀切さんは複雑だよねー。

――相当ねじれてるよ。

中野　しかもいっぱい薬飲んでる。でも本で紹介する症例としては、ちょっと難しいケースのほうがいいかもしれない（笑）。
でもあんまり難しいとね、僕はまだホメオパスとしてはひよっこなんで。

――レメディというのは、全部でどのぐらいの種類があるんですか。

中野　二千とか三千とか。日々増えていったり減っていったりしているらしいですけど。

――じゃあインタビューしたとして、あ、これは珍しいレメディが必要だっていうことになったら、取り寄せるということですか。

中野　そうですね。個人輸入もできますし。

　レメディっていうのは、直径一ミリ～数ミリの粒なんですよ。ラクトース、つまり乳糖の粒に、液体をしみこませるんですよね。一回にとる粒の数はものによって違いますけど、たいてい四、五粒、舌下《ぜっか》で溶かすんです。

――言葉で表現するのは難しいかもしれないけど、中野君の場合、ゴワンと視界が歪んだあとに、治った、解決した感じっていうのはどういう感じなんですか。

中野　うーん、穴蔵《あなぐら》から出た感じ。精神的に。

――なんか、解った！　とかいう感じ？

中野　ユリイカ？（笑）

――うん。あの、これが悟《さと》りっていうやつかなっていう体験が今まで二回ぐらいあって。僕は。

中野　ＬＳＤじゃないでしょうね（笑）。

――違う違う。一つはね、熱海のあたりに新興宗教教団が運営しているＭＯＡ美術館というのがあって、その頃はまだ珍しかったレーザーのショーをやってたのね。ドームみたいなところに体育座りして見上げてるんだけど、レーザービームが、いろいろ蝶々の形を描いたり星の形になったりする。それがあるときに数千数万の緑の点とね、数千数万の赤の点がばーっとドームに映って、それらがそれぞれ逆向きにいっせいに動き始めたわけです。そのときに、あっ、わかった！　って感じがしたのね。非常に非言語的なわかり方。そういうのを、「世界との一体感」と言う人もいるけど、それまで僕は演劇をやりながら、宇宙の果ての向こうはなに？　とか、時間はいつはじまっていつ終わるの？　とか、存在はなぜ存在してるの、何も存在してないとしたらそれはどういう状態？　とか（笑）、そういうことばかりを考えて、なんとかサイエンス的なわかり方でそれを理解したいと思ってたんだけど、その時はね、あ、もうこれでいいんだ。わからないままで僕は世界と結びついているんだ、っていう感じが得られたの。だけどほんとの悟りじゃないから、僅か三十分経つと

その状態は雲散霧消《うんさんむしょう》してしまったけど……、

中野　それはあれじゃないですか、なんか薬のせいじゃないですか。

――そうかな（笑）。いやそんなものはしてなかった、そのときは。

非常に落ちついた、心身爽快な感じだったんだよね。その「穴蔵から出た」で思い出したんだけど。それまでの悩みの原因が、原因としてあるまま、なんか、ＯＫじゃん、みたいな。

一発当たると瞬間に効く

中野　うーん、そうね、うーん。そうですね、今年（二〇〇六年）の初めぐらいに、ホメオパシーの師であるロバート先生と対談本を作るというので、対談していたら、なんて言ったんだっけな……通訳を介して。ホメオパシーは、「情報」だって言ったかな。

――情報……

中野　情報と言ったか……指令と言ったか合図と言ったか忘れましたけど、カラダがなくしちゃった、か、あるいはもともとなかったのかも知れないけど、そこに情報を与えると、別の秩序になるんじゃないかみたいなことを言ってました。

――だからわずかな量で、ずいぶん構造が変わっちゃうようなことが起こるのね。

中野　何らかのことによって失った情報を足すだけのものだと。僕は、鬱傾向ではあったけれど、鬱病じゃないと思ってるんですよ。更年期障害による鬱傾向。あるところが欠落しているためにそっちに向かってしまう精神状態を、そこに情報を足したことによってこっちにスムースに流れるようになった、みたいな、そういうことなのかなあ。だから、どういう感覚だったかって言われると、わかった！　っていうより「抜けた」……

――でもまあとにかく鬱じゃなくなったわけですね。

中野　瞬間に。

――その人の状態にぴったりなレメディ、その一発が当たると、効果は持続するの？

中野　持続しますよ。あ、でも、レメディにはポテンシーというものがあって、たぶん強さのことだと思うんですけど、僕が一番最初に飲んで、「来た！」、と思ったのはたぶん三〇ｃだったはずなんですよ。そのあと学校に行くようになって勉強したら、俺が飲んだレメディは実に俺に向いてるなとますます思って、ドクターロバートのセッションを受けて、俺はこれこれこのレメディを飲んだんだけど、って言ったら、あ、お前はそれで正解だと。ああよかった。じゃあこの先どうしたらいいんだって言ったら、じゃあ、お前はさらにポテンシーが上の、１Ｍと10Ｍを買って、１Ｍを夜飲んで次の朝10Ｍ飲めと。これでもう解決だと。

それは人によるんですね。三〇ｃで全部治っちゃう人もいる。けど、二〇〇ｃのものまで飲んだほうがいい人もいる。

――継続的にインタビューしてもらいながら、そういう反応の様子はみてもらう、というわけですね。

病態の奥の「ピュア」を求めて

中野　そうですね。なぜかというと、私どものクラシカルホメオパシーでは……病態っていうのを、玉ねぎの皮だと思ってください。何層にも病態があるわけですよね。で、一番真ん中に生まれたまんまのピュアがいるわけですよ。で、表面に今病気が表れている。だったら一番上の病巣から剥《は》がしていこうと。だから一種類なんですよ。で、この一番上の病巣がなにかっていうのを突き止めるところに、クラシカルホメオパスの能力の高さが要求されるんですよ。まあこれは、私どもの、クラシカルホメオパシーでの説明ですからね（笑）、これが完璧正しいのかは知らない。俺は信じてるけど。

――で、順番に症状を剥がしていくわけですね。

中野　そう。で、じゃああんたは先にA飲んでと。Aを飲むとAが消える。じゃあ次に、どうやらこれは二番目に重要なのはBだな。何ヶ月後かに、ちょっと病態が変わったでしょ。例えばAが頭痛だとしたら、ああ頭痛は治ったんですけど、前から持ってた胸の痛みが今度目立ってきちゃったんですよね。それはそうだろう、Aがなくなったから上にきたから。じゃ次はこれ飲んでっていう。

その幅が、だいたい何ヶ月か置いたうえで行くわけですよ。でも、プラクティカルホメオパシーはこれをいっぺんにやっちゃうから、全部反応していくんだけど、クラシカルホメオパシーが一枚ずつ整頓していきましょうっていうのと違って、与えたレメディがもしかしたらAの症状はとったけどBをぐちゃぐちゃにする可能性もあるんですよね。

――そうするとわかんなくなってきちゃって、最後の「ピュア」までたどりつけなくなる可能性がある。

中野 そう、病態がより複雑になっていって、お前何飲んだの、今までに。いや、これとこれとこれとこれを。それは何ヶ月おきに飲んだの。いやいっぺんに。ええーっ、っていう。

――　なんか筋が通っている感じがすごく面白いね。

中野　それで僕もクラシカルホメオパシーの方が、より説得力が高いと思うんですよ。
　で、堀切さんの場合、薬をいっぱい飲んでるっていうところが、病態をどこまで複雑にしちゃってるのか。

――　まず薬をやめないとわからないというわけではない？　それだとね、困るからね。薬をやめたらそれなりに反動がくるから。

中野　全部やめなければいけないわけではないです。

――　そうか、それは入りやすい話だね。「まず西洋医学の薬を全部やめなさい」とか、そういう引き返しの利かない決断が要るものじゃなくて、やさしく一枚ずつ剥がしてもらう（笑）。

中野　あと、クラシカルホメオパシー的には、病気の重要度っていうのは、カラダの下から上に向かって重篤《じゅうとく》になってくるんですよ。あと、外から内に向かって重篤になってくる。つまり精神が真ん中で一番奥。精神的な病が一番大変。で、皮膚に出る病はまあ簡単なわけですよ。皮膚で、しかも下のほうに出るやつ。でもみんなそれに薬を塗っちゃうじゃないですか。ちょっとなんか痒《かゆ》くて治りにくいんですけど、って医者に行って、ステロイド軟膏とかもらっちゃうじゃないですか。で、ステロイド塗ると完璧に治っちゃうでしょう。それはどこに行ったのっていうと、中に入るんですよ。中に入ると、最終的には精神にいっちゃうんですよ。

――それは怖いね。

中野 例えばとある病態を持っていて、それにレメディをあげるじゃないですか。ちょっとよくなってくると、顔とかに湿疹《しっしん》ができたりするんですよ。それはだんだん中から外に向かって、病態が軽い方向に出てきてくれてること。そこで、軽い薬か、薬を使わないで過ごせれば、だんだん下に出てくるんですよ。顔とか首に出てきた湿疹が、今度足とかに移ってくるんですよ。で、だんだん消えてっちゃう。

現代医学で病気とは判定されないような不具合にいちばん効く

――中野君はいま、何年間も努力して健康を保ってるからいいけれども、現代医学の観点から見て、重篤な病気というのにもしなった場合に、自分はどういう決断をすると思う?

中野　うーん、そうですね、薬はあまり飲まないでしょうね。手術もどうかなあ。

でもホメオパシーは、ガンは治せないということに一応なっている。「ガンが治せる」とは言わないでくれって言われてるんですよ。ガンってもう腫瘍《しゅよう》ができあがっちゃってるじゃないですか。それはつくりかえようがないんですよ。

それに到るまでの、西洋医学では、いやー検査には出てきてないですね、気のせいじゃないですか、疲れじゃないですかって言われるような病態に対して、ホメオパシーは一番いいんです。現代医学では「不定愁訴《ふていしゅうそ》」と言われてしまうような状態に対して、一番使用しがいがある。「効果がある」とは薬事法の関係上言えないから、使用しがいがある。

人間は必ず不調は感じるじゃないですか。いやーもうすぐ眠くなっちゃってとか、なんかこのへん重いんだよねーっていうのは誰でも抱えてるもので、それが病院行くほどじゃない、行ってもなんにも診断はつかないっていうものとか。

――精神的なところに関わってくる感じだね。

中野　精神的に関わらないのもありますよ。

――そうなの？

中野　火傷《やけど》したとかね。それに対するレメディもある。

いよいよインタビュー

――では包み隠さずお答えしますので（笑）。

中野 はい。で、その前に、これは医療行為ではない。俺は医者ではない。健康相談である。っていうことを、ご理解頂きたいと思います。

――あ、日本では、「医療行為だ」と言うと、医師法違反。

中野 うん。ヨーロッパではたぶん、日本での鍼《はり》とかと同じような扱いになってると思うんですよ。保険がきく国もあるらしいですから。じゃ……

――よろしくお願いします。（笑）

だいぶさかのぼった時代からお話したほうがいいのかと思いますけども、僕は小学校中学校と、元気で活動的な子でした。体型は痩せ型。

中野 はい。

――で、三月生まれだから、クラスの中では常にちっちゃいほうだけど、リーダーシップをとる子。お山の大将ですね。それで、小学校のときからの弱点は、朝が弱い。朝の班通学にいつも遅れちゃう子でした。

中野　これは夜更《よふ》かしなんですか。

――なんていうかね、に、何事も決まった時間にちゃんとするっていうことがあんまりできないほうで。

中野　俺と一緒だ。

――あと睡眠への執着《しゅうちゃく》が強いですね。寝不足でも我慢して働いてる人もいますが、僕はとにかく寝ないと何もできない。それは今に至っていますが、でも子どもの頃は、子どもだからまあ元気で、非常にカラダは軽くで、健康問題で苦しむことはなかったです。そうしてずっと元気できてですね、劇団をやっている二〇代三〇代の頃は、ものすごい活動量でした。会社に行きながら劇団をやっていたのですが、あんまり寝なくても頑張れた。

中野　それは、やりたいことをやってるときはすごいパワーが出るっていうことですよね。

――そうそう。そうじゃないときは、学校の勉強にしても、ちゃらんぽらんで、よその教室に出歩いたりしていたほうです。

それは思えば、今で言うＡＤＨＤ（注意欠陥性多動障害）だったのではないかと。で、二〇代のから三〇代にさしかかりまして、身長一七〇弱で、体重五四キロというのは常に変わらず、ずっと痩せ型でした。

前に言ったように、二六歳ぐらいのときに筋トレに凝って、一度筋肉質になったことがあります。今では考えられないくらい、カラダが充実して動いていた。ところが三二歳のときに、これはある喪失《そうしつ》体験があってですけれども、鬱状態になったんですね。

昔から、物事が失われていくというか、喪失感みたいなものに対して非常に感じ易《やす》かった。飼ってる猫が死んじゃうこととか。そういうことをいつまでも悲しむ子、で、ちなみに「自分もいつか死ぬ」っていうことに気がついたのは五歳のときです。で、死んだらどうなるのとまわりの大人に訊《き》いた覚えがあります。

ＡＤＨＤだけではなくて、強迫パーソナリティと呼ばれる性格類型だったと思われます。子どもの頃は、いろんな「儀式」をやってました。マンホールの蓋《ふた》を見ると必ず踏むとかね。そういう「儀式」「決めたこと」を守ることによって、愛する者や自分の死の意識から免《まぬか》れようとする。強迫パーソナリティの人の特徴は、知的で、「それは無意味だ」と知りつつ、それを止められないことなんです。サルズマンという人の書いた、みすず書房の『強迫パーソナリティ』っていう本を読むと、「これって俺のことじゃん！」っていうような、典型例。

崩壊感覚

中野　すいません、マンホールを踏んでおけば死から逃れられるっていう論理を形成するんですね？

――　あとで自分で解明したところによるとそう。

中野　死を怖れてるわけですね。

――それとか病気とかね、要するに崩れていく、世の中のすべてのものは崩壊していく、という想念に捉われていた。それで、小学校の三、四年、低学年のときにはなんかチック症状みたいなのも出たらしくて、なんかの養護施設を見学させに行かされたことがあるの。「入るのやだ」っていって帰ってきたけど。

三二歳の時に鬱になったっていうのは、要するに二人の、どっちも結婚しようかと思った人からまた裂き状態に遭《あ》ってですね、どっちかを選ばなければいけないわけだが、無理だと。自分には判断できない状態にまで追い込まれちゃった。

中野　それはなぜどちらかを判断できないんでしょう。

――突き詰めて言えば、片方を選ぶということは、片方を決定的に失うということで、これが……。

中野　さきほどおっしゃってた喪失感に弱いということですか。

――そう。僕の人生のテーマみたいになっちゃうんだけど、すべてを選ぶことはできないっていうことでしょうね。何かを決めると、決めなかった何かは選ばれなかったことになるという、当たり前のことを、苦しいと感じる。これは多分、子どもの頃の万能感、この世界ではすべてが可能なんだ、という感覚の裏返しですね。

その頃から出だしていたカラダの不調というのは、全身がすごく凝《こ》るっていうこと。

中野 凝りですね。肩凝りとか。

――それが、特に左の首筋と肩がひどい。問題が起こるときはカラダの左側が多い。なんか痰《たん》がからむなっていうのも左側の気管支だけだったり。

中野 うんうん。

――それはおそらく、僕はバイクでひどく事故ったことがあるわけですが、そのときに左側の頬骨《ほおぼね》を折ってるんですね。カラダの左側を打ってるんです。トラブルはカラダの左側っていうのは、なんかそれに関係あるような気がします。一度大きい怪我をすると、それは一生モノなんだね、そこから生じてしまうカラダの歪《ゆが》みというのは。

それで三二歳の時のは、それは灼《や》けるような鬱で眠れないような鬱だったんですけど、まあその間、『三〇代が読んだ「わだつみ」』っていう本を一人で静かに実家に帰って書いていることによって、ちょっと落ち着きを回復できたりということはあったけれども、カウンセラーのところに行くのはずっと続いていて、いまだに行っています。最初に処方された薬はデパス。筋肉の緊張を和らげる薬。初めて飲んだときは、ふわーっと力が抜けて、あー楽になったと思いましたけど、もう十何年間飲み続けてるので効果は自覚できなくなりました。でも、たまに酔っ払って薬飲まないで寝ちゃったりすると、ひどいときにはからだじゅうがガシガシに固まった状態で目覚めます

中野　えっと、十年以上飲んでる？　毎日飲み続けてる？

――　うん。

中野　う〜ん（笑）。

――　三〇代中盤から、とにかくその三二歳のときの引き裂かれ体験が応《こた》えたらしくてですね、疲れやすくなりました。年のせいもあるのかも知れないけど。眠くなるのは、その首の凝りをほぐしたいという気分から来るのと、頭の中がゴチャゴチャになる

のね。仕事で、連続的に人と会って話していたりすると。これはＡＤＨＤ的な、ひとつのことに集中しにくい脳が影響していると思う。それで、真っ暗な快適な温度のところに行って一人で静かにしていたくなるの。リセットしたいっていう感じ。

編集者も本を読んだり、原稿を読んだり字数を数えたり書いたりとか、一日中言葉と取っ組み合っているわけですよね。その間に新聞も読んだりして社会で何が起こってるかも知っとかなくちゃいけないし。そうするとなんか、頭の中がコンフューズド（混乱）になってきて、静かな森の誰もいないところみたいな場所でリセットしたくなる。

中野くんの仕事なんかそういう点では大変だと思うんだけど、次から次へといろんな人と会って、しかも一定のテンションを保っていなければならないよね。芸能人だから。会社の社長とかでも、やたら元気な人で、「がははは、どうぞ次の方どうぞ」、とかいって、一日中人と話して対応できる人っているじゃないですか。そういうことはとてもできないと思う。

中野　思う？

できない。一つの仕事をしたら一回寝ないとダメ。二〇分でもいいから。

痩せ型だったのに、太り始めた

岩波書店の編集者の後は大学の教員をやったわけですが、授業というのは凄《すご》く脳を使うのね。当たり前だけど。大勢の人間を相手にして、パッパッと咄嗟《とっさ》の対応とか展開をしないと面白い授業にならない。それで、慣れない一年目は、授業が一コマ終わるたびに脳が糖分を欲しがって、スターバックスまで這《は》うように行って、キャラメルフラペチーノとか飲んでました。

で、大学には「これは必要あるのかな?」というような会議とか愉快じゃないことも多いんだけど、肉体的には普通の勤め人の仕事より圧倒的に楽なせいか、なんとこのやせっぽちの僕が太り始めた。それまでずっと五四キロだった体重が、七〇キロに近づくまでいきましたね。

中野 え、五四キロが七〇キロ。

――自分も中年太りするんだ、って初めて思った。カラダも重くなって、車で通勤していたから、歩いたり走ったりすることも五年間ほとんどせず、太っていきました。それで、大学を辞めてユビキタ・スタジオを作って二年っていうのが今なんですが、現状は、薬は食後にパキシルという抗鬱剤。四環系と呼ばれる、アメリカのプロザック以降の薬ですね。それから夜寝るときにデパスと、やはり抗鬱剤のドグマチール。それからいまはベノジールっていうのとレンドルミンっていう入眠剤。

中野 もう一度抗鬱剤の名前を?

――パキシルとドグマチール。あとはこれは安定剤系だと思うんだけど、メイラックスっていうのも飲んでます。

それと、眠りの質が悪くて、なんかすごく通路の狭い構造のわからない巨大屋敷みたいなところを、どこだどこだ出口は、とか思いながら通ってるようなイヤな夢ばっかり見るんですよねって言ったら、アナフラニールという薬をくれて、それを飲むようになったら夢は見なくなりました。

そのほかに悪いところは、これは遺伝性のものらしいですけど、高脂血症《こうしけつ》と言われ、循環器《じゅんかんき》系の医者の判断で、ベンサリンという中性脂肪を下げる薬を飲んでいます。あとこないだ『クロワッサン』のコラムに書いたように、前立腺炎になりました。その薬、つまり消炎剤とか抗生物質だとかも飲んでます。

もう、全部飲むと「薬食ってる」みたいな感じになるんだけど……。

そうそう、「多動じゃないか」ってカウンセラーに言ったら、「あ、そうかもしれない、ごめんなさいいままで気がつかなくって」って言われて、大人の知能検査みたいなのを受けたのね。そしたら確かに多動の傾向はあるって。

中野 大人の知能検査？

―― 知能検査。WAISテストっていう二時間くらいかかる検査なんだけど。それによるとたしかに大人のADHDだと診断された。

子どものADHDには、リタリンっていう薬を使うと非常に効くのね。アメリカで始まったことだけど。僕はそれが欲しいと（笑）。そしたらなかなか出してくれなかったけど医者に頼み続けたら三回目ぐらいに出してくれてですね、それを飲んだら非常に効いて、すーっと集中するのね、頭が。一種の覚醒剤だそうです。中枢刺激効果があるので、飲み始めるとコーヒーと同じようなもので依存が強くなるから、なかなか出してくれない。

今は、それを飲むと仕事がよくできます。でも三時間半で切れます。なので、一日二錠呑んでなんとか頭が働く時間をつくり出してます。リタリンで集中力が出て、仕事ができると爽快感があるもんだから気持ちがアップしてるんだけど、切れるとまた、次にどれやろうか、誰々への手紙書こうか、日記つけようか、テープ起こしのまとめしようかとかいう、選べない状態。多動プラス鬱の人ってそうなるんだろうと思うんだけど、どれにも手が出ないっていう状態になっちゃって、寝ちゃう。

それから、お酒は毎晩飲んじゃいますね。

中野　どのくらい飲みます？

——えっとね、ビールを一リットルとかね。そのあとワインをちびちびコップに一杯飲んでるとか。

中野　一リットル。

——飲まない日は、年に数回しかない。二日酔いの夜ぐらい。で、これ性格とも関連するっていうか、カラダのありかたと関係するのかもしれないけど、ゆっくり飲めないの。人と会ったりするとどんどん飲んじゃう。ワインを、ビールのように。それから食べるのも速いって言われます。お風呂もカラスの行水だって言われます。ゆったりと何かを楽しむとか、この時間を充実して過ごすというような感じからは遠い。

エネルギーレベルは低調。でも突如活動的になる

中野　お風呂は好きですか。

——入ると気持ちいいけど、入るまでがかったるくて大変。ビールも飲んでるから眠い

しね。

中野　入ってもカラスの行水だからな。あんまり好きじゃないんですね。

――　しかし、一晩入らなかったりするともう気持ち悪くて、翌日昼間入ったりする。神経質なのかな？　というわけで今は息も絶え絶えに仕事をしています（笑）。

中野　甘いものは好きですか。

――　それはある時期まで大好きで、チョコレートを持って歩いていないと不安なくらいだったんだけど、今はまったく食べません。お酒の量が増えてきた頃から欲しくなくなった。

あとね、排便はですね、快便が少ないですね。

中野　バナナ型ではないと。

――　コロコロ型ですね。あとは、言ったように食べると非常に眠くなります。胃がもたれるっていうことは、若い頃からあった。

中野　食べると眠くなる。昼でも夜でも。

――　うん。

会社に行ってる頃は、昼ご飯食べたあとはしばらく仕事にならなかった。食べたばかりなのにさっそく午後の仕事バリバリ始めてる人を見るとすごいと思った。

中野 えー、エネルギーレベルは結構低いと思ってるんですよね。

―― 低調。でも、何か面白いことを思いつくと非常に活動するっていう点はある。

中野 部屋は、整理整頓してますか。

―― 全然。整理整頓ができない。それも注意欠陥性多動障害のせいかもしれないけど、眼鏡なんかをぱっと適当なところに置いたりして、うちの中でモノの在り場所がよくわからなくなる。

中野 まったくわかんない？

―― まったくわからない。何か必要なときはもういろいろなモノの山を崩すところから始まる。

中野 ふうん。

食べ物のことを聞きたいんですが、辛いものとかどうですか。スパイス系の。

―― 激辛はダメだけど、ビール飲みなので、中辛は好きです。

中野　刺激が好きである。
　えっと、あったかいものより冷たいものがいいとか。

――ホットコーヒーを飲むつもりで喫茶店に入っても、ついアイスコーヒーを頼んじゃうっていうところがあります。ただ、食べ物は基本的にあったかいものが好きですけど。それプラス飲み物はキンキンに冷えたビールとか。一瞬の爽快感を得たいといつも思ってるんでしょう。これはいつか食道ガンになるかもしれないね。

血が臭いよー！

中野　立ってるのは得意ですか苦手ですか。

――足腰すっかり弱って苦手です。

中野　それは前からどうですか。青年期とか。

――たとえば警備員のバイトとかしてても、一日立ってるのは辛かったですね。

中野 寝るときなんですけど、ふとんかけるじゃないですか。なんか特徴あります?

――最初にうつ伏せに寝る。それで首の凝りをほぐそうとする。あとはいろいろ、右を向いたり左を向いたり姿勢を変えながら。要するに、足とかそういうところにも力が入ってるんだと思うけど、いろんなふうに動いてほぐしながら寝てます。

中野 足を布団から出すとかそういうのは?

――今は部屋が全然寒くないので、布団かぶったきりじゃないです。足を出したりしている。

中野 足を出して寝るのが好き?

――そうね、足が、あついって感じるときはある。足を上にあげたくなるっていうか。仕事しててもすぐ椅子の上に胡座《あぐら》をかきだしたりとかする。

中野 食べ物の質問なんですけど、卵とかはどうですか。

――好きです。とんこつラーメンに味付玉子は必ず入れます。

中野 オリーブは?

——オリーブの実？　ああ、あれ、わりと最近好きになりました。
あとね、僕はあんまり体臭がない人だと思ってたし靴下臭い野郎じゃなかったんだけど、ここ一、二年ね、カラダじゅうが臭くなりました。口臭もあると思うし。歯はちゃんと磨いてるんだけど、血が臭くなっているんではないかと。

中野　うん。その匂いはどうですか。自分では、割と落ちつく、みたいな。あるいは全然もう大っきらいとか。

——嫌ですね。自分がドウブツになったみたいで。

中野　はい、ありがとうございました。うーんと、これじゃないかなというのが決められました（笑）。

——ほんと！（笑）すごいね、これだけ滅茶苦茶にいろんなこと言ったのに（笑）。それがひとつの答えに向かうとは……

中野　いやもうほとんどそこに向かってるお話でしたよ。

足の裏が熱い学者タイプには硫黄となっ?

中野　レメディが決まりました。それはサルファーというレメディです。サルファーっていうのは硫黄《いおう》です。硫黄っていうのは、人間のカラダに対してかなり作用があるっていうので、やっぱり温泉っていうのはそれをちゃんと実践していることだと思うんですけど。サルファーは、ビッグレメディと言われる中の一つで、つまりよく使用されるレメディなんですよ。

その背景には、今そういう病態が世の中にメジャーにある、多くあるっていうことがあろうかと思います。世の中自体がそういう病態になっている、と言ってもいいと思う。

特徴としてはですね、このレメディの人っていうのは、学者タイプです。表面的なものももちろん、その裏に隠されたものはなんだろうって追究していくタイプですね。とっても希望が大きい人で、神経質で、慢性疲労を抱えていて、あとは、批判的な面、まあ批評家ですからね、学者タイプですから、そういう面もあり、整理整頓ができない（笑）。

これはどういうことかと言うと、自分の好きなことにはものすごいエネルギーを使うんだけど、他のことはできない。なんでかって言うとですね、ものすごく追究するんですよ。で、自分の好きなことにだけ行くんですよ。そうすると、ほんとにエネルギーをそこに費《つい》やすんで、他のことをやる余裕がないんです。だから整理整頓ができない。そっち方向には神経を、使わないんじゃなくて使えない。

お酒とか甘いものが好きだっていうのは、エネルギーをそこに費やしすぎてるっていうことで、エネルギー消費が速いんですよ。だから、疲れやすい。で、やっぱり疲れやすいとなると、即席にエネルギーとして摂れるのが、白砂糖であったりアルコールであると。

――ビール飲むと一瞬元気になったりするもんね。

中野　そう。そういうことをやり続けるわけですね。疲れやすい、何もできない、でも好きなことはやる、でもエネルギーが補充がうまくいかなくなっていきますから、仕事ができる量が減っていってしまうんじゃないかなと。

それは精神的にも非常によくないですね。レメディを今回サルファーに決めたもうひとつの重大な要素としては、夜、足の裏が熱くなること。

――足の裏が熱いから、冬なんかだと、ひやっとした布団の中で足をぐるぐる回して冷たいとこに触らせたりして。

中野　ほんとに！　典型的なサルファーですね。間違いないですね、それは。よかった、典型的で。

――う〜ん、このコンピュータ画面によると、典型的なサルファーにレメディを服用させると掃除を始めるとあるんですが、僕は、自分のカラダとか心の状態が変わるということに対して、非常に保守的で、抵抗するタイプだと思うんですよね。

このレメディを服用することによって、失われてしまう才覚、とかはないですか？

中野　それはないですね。なんて言うかな、それを服用すると、人生がより楽で素晴らしくなる。

――じゃあその人の特性の、いい部分っていうか、有用に働いている部分は失われないわけ?

中野 失われないんじゃないでしょうかね。

――うちの奥さんは僕と逆で、すごく厳密に片づけていて、何がどこにしまってあるかすべて記憶で把握している。それで、その秩序が乱れていると具合悪くなっちゃう人なんですよ。

中野 よくそれで一緒にいられますね。

――うん。自分たちでもそう思うよ。彼女はいま聞いたサルファーが効く人の反対みたいな感じなんですが、いまここに本人いなくてインタビューはできないわけだけど、サルファー的な典型例の反対、というのはあるんですか?

中野 レメディでですか? それはありますよ。なんだっけなあ。ああ、アルセニクムっていうやつですね。これは、砒素《ひそ》ですね。

――仮にうちの奥さんがそれだとして、すべてに気が配られていて、完璧にやらないと気が済まないということで僕とぶつかっているとしたら、その人がレメディによってその傾向が緩和されると、片づけなくなるっていうことじゃなくて、片づけることにこだわりすぎなくなる、とかそういうことになるわけでしょうか。

中野　そうですね。潔癖《けっぺき》なところが緩和される。

――中野くんの場合は、レメディが当たったときに、視界が歪んでぐわっときたと言いますが、そういうふうに劇的に効くとは限らないんでしょう？

中野　限らないですね。まあ堀切さんにサルファーというのも大正解かどうかまだわかりませんから。俺のなかでは正解だと思うし、ハズレではないわけですよ。だけど・真ん中っていうのと、それに近いものっていうのと、さらにちょっと遠いものっていうのの中で絞っていくわけですよ。

――いろいろ試していただいて結構です（笑）。

薬で対処したって「治り」はしないでしょ？

――公開できるかどうかは別として、中野くんに当たった、ど真ん中だったレメディはなんだったんですか。

中野　僕のは、オーラムという、金からできてるレメディです。

効果は、要するに人生が楽になる、楽しくなるっていう方向に向かうっていうこと。わかりやすく言うと鬱状態で、自殺を考えている人に必要なレメディです。その自殺の仕方がちょっと特殊っていうか特徴があるんですけど、飛び降り自殺を考えている。首吊りでもなく、拳銃自殺でもなく、飛び降りっていうものを考えてしまう人。

――僕の鬱は自殺念慮《ねんりょ》は全然ないんだよね。

中野　まあでも、この話と関係なく言わせてもらえれば、あの、クラシカルホメオパシーは、西洋医学をすべて否定はしないんですよ。外科手術とかは、やっぱり緊急の場合ね、しなきゃいけないし、いろんな病気で医者にかかるっていうのは全然しかたのない場合があるから。だけど、友人として言わせていただければ（笑）、この薬の量はないなと思いますね。

これだけの薬を服用していて、改善が見られないっていうことですよね。心療内科であるとか精神科って、基本的に、西洋医療の苦手な分野らしいですよね。

――じゃ僕のようにいろんな薬を飲んでいると、クラシカルホメオパシーの立場からは、症状がややこしくなってるだけで、治しにくいとかそういうことが……

中野　治しにくいかどうかは、日本のホメオパスは言えない。そもそも治すっていうことが言えないから（笑）。

でも、堀切さんみたいに知的な人が、なんでこんなに何十年も治らない薬に頼っているのかなって不思議に思う。

――あー、実際飲まないと辛かったりするからね。

中野　いや、辛いのはもちろんそうなんですけど、でもそれは、便秘で言えばね、便秘薬、まあ下剤を呑んでいると、最初は効いても、どんどん効かなくなるわけですよ。で、どんどんどんどん強い薬を飲んで、どんどんどんどん便秘が大変になっていき、最後には腸閉塞か大腸ガンですよね。

だから、これを飲まないと、一日便秘しちゃう二日便秘しちゃうんだよねっていうところで下剤をガンガン飲んで、あーウンコ出たって言って、腸の動きは治らないそのまんまなわけじゃないですか。これはもう友人として言いますけど。

―― なんか、覚醒剤打って今日は気分いいぜって言ってるような。

中野 まあご自身でもおっしゃってるようにそういうことですよね。

スイーツブームは世界を殺すよ

―― これはあれだね、いま世の中で常に人々の論争の種になってるっていうかさ、例えば母親が高血圧で薬飲んだりすると、薬は飲まないほうがいいのよっていう親戚がいたりして、それで中途半端に減らしたりするとまた症状が重くなったりして、一方に、一度薬を飲むことに決めたら、医師の指示通り飲まないと意味がないいんだっていうふうに言う僕がいて、スパッと切れなくて難しいよね。

中野 まあ僕が、西式健康法とか他の健康法とか、自分の研究から言わせていただければ、堀切さんのは鬱病じゃなくて、更年期障害ですよ。更年期障害による鬱症状。

―― 更年期障害は、男の場合は男性ホルモンの減退っていうこと？

中野 はい。フリーテストステロンっていう男性ホルモンが減少しています。これは喫煙と肥満とストレスが原因とされています。

―― 性欲の減退を伴う？

中野 性欲の減退も伴いますね。

―― じゃ充分考えられるな（笑）。

中野 性欲の減少っていうのは、血流の減少っていうのとほぼ同じとも言われていて、つまりカラダが太るっていうことは、同じ血液量で、血が巡るべき面積が増える。血管の距離が増える。

――ああなるほど。

中野　それは、頭髪にも影響を及ぼすんですけど

――え、男性ホルモンが多いと禿《は》げやすいんじゃないの？

中野　そういうことも言われますけど、原因は一個じゃないんですよ。男性ホルモンが多い人っていうのは体毛が濃い。男性ホルモンが多いと女性ホルモンが少ないから、髪の毛が抜けやすいと。

――だから女性ホルモンが減少していると思われるおばあさんとかの年齢になると、やっぱり毛が抜けてきたりするね。

中野　いやあのね、最近の女性の禿げは、あれはね、砂糖の摂りすぎだと思いますね。砂糖を摂ることによって体液が酸性化しますから、それで血液が髪の毛によくない方向に傾いているんだと思います。ほんとにスイーツブームはね、日本を殺しますよ。っていうか世界も殺してるけど。

私思うに、たぶん、堀切さんがこのサルファーを摂ると、やる気が出てくるんで、

エネルギーが出てくるんで、急に出るかどうかはさておきね。だから、運動できると思うんですよ。

そうすると、まずカラダが痩せると思うんですよね。それで、頑張るべきところは、お酒を減らして、甘味も減らして、血液をきれいにする。高脂血症なんでしょう?

――そう。高脂血症はアルコールもだいぶ関係しているからね。

中野 あと食べ物で脂っぽいものとか好きじゃないですか?

――脂身はそんなに好きじゃないけど、やっぱりお酒を飲むときには、どうしてもお肉系のものとか入ってきますね。

中野 そういう食事を変えることで、からだをきれいにして、高脂血症もね、治っていくんじゃないか。

――そう言えば、魚がカラダにいくらかよさそうだって言っても、トロとかは脂肪だもんね。

中野 脂肪ですよ。人間っていうのは、砂糖と脂肪にすごく弱いんですよ。魔薬なんですよ。カラダに入っちゃったら、脂肪も砂糖も、脳にまわった途端に脳内麻薬物質が出るから。まず一番は高脂血症を薬に頼らずに治すこと。そうすると、血の巡りがよくなって頭がすごい冴《さ》えるし、からだもキレがよくなるし。

―― 高脂血症だと末梢《まっしょう》への循環も悪くなってるわけだね。

中野　もちろんもちろん。血管のなかに脂が詰まっているといっても過言ではないですよ。

―― ありがとう。わかった。

中野　体調が改善したら、薬も減らしていけると思うんですよ。

薬漬け男、硫黄を処方される ⑥

テーブルの上に小さな茶褐色の瓶

――最初に、この前中野君に選んでもらって買ってきたサルファーというのを、呑むというところから。

中野　呑むところからいきますか。

――はい。レメディというのは、こういう、砂糖粒みたいなものが瓶に入っているものなんですか？

中野　液体のものもあるんですけどね。まあこれが一般的ですかね。メーカーもたくさんありますし、瓶に入ってないものもありますよ、プラスティックケースに入ってるものもあります。

――これは何粒ぐらい、今は呑めばいいんですか。

中野　五、六粒。

――　水で？

中野　いや。そのまま。あっ、手にとらないで下さい。

――　あ。不純物が混ざるから？

中野　違います、何かが変わる。波動だということになってますが、それが変わるんです。手で触ったりすると。生体の持っている何かのエネルギーで変わってしまうので。

――　じゃ六粒。

中野　舌下《ぜっか》でなめてください。すぐに変わるということはそんなにないと思うんですけど。

――　ではゆっくり。ちなみに今日はリタリンを飲んでいません。

中野　怖い。よくそんな怖いものばっかり飲んでますね、毎日毎日。薬を飲んでスカッとして目が覚めるって。おかしいですよ。

――　でもカラダがいい状態だったら、朝だってパッと目が覚めて、さあ何やろうかな？ってなるんでしょう？

中野　まあそうでしょうけど、それがなにか？　それと同じ状況を薬で作ってるということがそれでなんか……かなりまずいっていうことの証明にしかなってないですけど。

——中野くんは目覚めはすっきりしてますか。

中野　してますね。寝入りも目覚めもすっきりしてると思いますよ。昔体調悪かった頃に比べると。全然違いますね。前は眠れなかったし、起きる気にもならなかったし。

——僕は眠剤で眠って覚醒剤で目を覚ますっていう（笑）非常に壊れた状態なので（笑）。

中野　夜眠れないんですか。

——えっとね、昼間寝過ぎてるから眠れない。

中野　そんな、井上陽水の歌じゃないんだから。

——うん（笑）

ヨーグルトって健康にいいんじゃなかったの!?

中野　朝ご飯は食べますか？

——朝ご飯はミューズリーと、適当な果物を切ってヨーグルトをかける。あとカフェオレ。

中野　ミューズリーって？

——木の実とか穀物とかをつぶしてフレーク状にしてあるやつ。シスコーンとかよりはお腹によさそうだなーみたいな。

中野　ヨーグルトは好きなんですか。

——朝食べるのは好き。習慣になってる。

中野　ヨーグルトはよくないらしいですよ。

——ええっ!?（笑）どういう点でよくないんですか。

中野　これはかなりの人々が書いてますけど、乳製品はよくないとのことです、カラダに。

——チーズとかも？　それは人間が本来、消化できるようにできていないから？

中野　そうですね。消化できる酵素《こうそ》を持っている人類は少ないですし。

——牛乳を体質的に消化できない人もいるしねー。そうかー。朝のヨーグルトはいい習慣だと思ってたのにぃ……。

中野　ヨーグルトって言ったって、脂肪分は酸化した腐ったような油ですから。あとは、牛が食べた化学薬品が詰まってますから。それでいて腸にさほどよくない。言われているほどよくない。まあ牛乳とか乳製品とか牛肉を日本人が摂るようになったのはアメリカの陰謀ですから。

――じゃあ乳酸菌問題というか、腸内細菌叢《ちょうないさいきんそう》の問題っていうのは、中野君が今到達した見解ではどうすればいいんですか。

中野　まず、食事の量を減らす。食事の回数を減らす。それから、食物繊維とか善玉菌を、サプリメントで摂る。

――あるよね、その、ラックビーとか、乳酸菌の粉になってるようなのとか。

中野　その商品は知らないですけど。

――医者で出されたことがある。

中野　医者好きだなぁー！（笑）
　堀切さん、その医者好きをなんとかしたほうがいいと思う。

―― 医者好きっていうか薬好きなんだよね。睡眠薬とか。

中野 でも、その薬は、神経に作用してるってことでしょう。神経をおかしてるっていうことでしょう、薬が。

呑んでみた感じは……

―― 今この、ホメオパス中野処方のサルファーが、薬を段階的に減らしていくための助けになってくれればいいなあと思いながら呑んでるんですけど、なんか今、甘かったけれども、単なる砂糖のかたまりを呑んだのとは違う感じがします。

中野 一応ラクトース、乳糖、まあ乳糖だから牛の乳ですけど（笑）。

えーっと、飲んでみてまあ気分が多少違ったかもしれないと今発言されましたが、それはいいかもしれない。でも、これはポテンシーのレベルが最高であるわけではない。二〇〇cっていうのは、そうだな、一般的に言うと結構レベル高いんですけど、で、これは、いきなり効き目をうんぬんっていうのじゃなくて、まずこの私が選んだサルファーで合ってるのかどうかっていうのをお試しな感じなんですよね。それで合ってればさらに強いのを自信を持って出せるっていう。

――どのくらいの間隔で摂るといいんでしょうか。

中野　いや、これはどのくらいの間隔っていうんじゃなくて、効いてるかどうかを二週間ぐらい、精神の状態をよく見ていただいて、それで判断して、まあ一カ月ぐらい様子をみるんですけど。

――あ、その間は追加で飲んだりしないんだ。

中野　追加で飲む必要はないんです。薬じゃないんで。生体そのものに働きかけるんで。

――薬は濃度を保ってなきゃいけないもんね、常に。

中野　現代医学の薬は効き目を保つために濃度が必要でしょ。でもレメディはそうじゃないんです。だから、ホメオパシーは全体としては安いんですよ。一回は高いけど。

――インタビューは、それは能力のある人の時間をもらうわけだから高くて当然だと思うけど。

中野 それとレメディ自体もちょっと高いですけど、高いレメディでも一回飲んで五年十年何もしなくても今までの症状がかえってこないとしたら、安いじゃないですか。だから薬屋さんはホメオパシーを嫌うんです。お医者さん業界、薬業界は。

―― ずっと依存させておく構造の商売じゃないと儲かり続けないからね。

中野 そうです。

―― 世の中すべてそうなってるもんね。

中野 しかもパテント（特許）とれるでしょう、薬は。それで利益を独占できる。
　堀切さんは今日から、そうですね、心の、感情の動きを、ちゃんと記録して。今回のレメディが当たってるとするならば、感情は、いいはずなんですよ。気分はいいはず。

―― 平静な感じ？　あまり乱れない感じ？

中野 うーん、そのへんは個人差があるので。でも、気分じゃないところで、よくないことが起こったりするんです。

――例えばなんかが治るときに反応が出るようなことですか。

中野　そうですね、好転反応というような感じのものが。まああの、皮膚に表れたり、頭痛に表れたり、することがあります。とにかく、よおく自分を観察しておいてください。

――自分を観察するっていうのは中野くんがやってきたいろんなことに共通することだね。

中野　あ、そうですね。

――断食のこととかも。自分のカラダと相談しながら。

中野　ええ。

――それは普通の医学にはあんまりないというか、薬飲んだら薬飲んだっていうだけだもんね。自己省察《しょうさつ》がない。

中野　そうですね。

――抗鬱剤を飲んだからって、自分を見つめようとは別に思わないし（笑）。

7

カラダが平和でないうちは頭の平安はあり得ない

なによりもまず腸の平安を

――これはこの本のテーマでもあるのだけれど、カラダが平和でないうちは頭の平安はあり得ないよね。

中野　あり得ないですよね。

カラダでポイントとなるのは、やっぱり腸なんですよね。腸がちゃんと動いてさえいれば、脳も平安なんですよね。しかしちゃんと腸が動いてる人って、現実にはあんまりいないと思うんです。

なぜ腸と脳が密接に関わるかと言うと、便秘をするとどうやら血圧が高まるようなんですよね。それに、血液が汚れます。なぜかというと腸の中に腐ったものが大量にあって、ガスをガンガン出してそれが全部血管に入ってくるわけだから。それが肩凝りの原因であったり頭痛の原因であったり、いろいろな不調の原因になるわけらしいんですよ。

僕はもう最近すごい快便になって、健康な生活をしています。まあ、昔は一週間に一回しかうんち出ないとかいう時もあったんですけど、健康な生活をやるようになって、二日に一回なんとか出るな、ぐらいから毎日出るようになったな、ぐらいには、そうですね、なってたわけですよ、一昨年ぐらいまでには。ところが、ここ半年とかぐらいかな、もうちょっとかな、一日一回どころじゃないんですよね。二回も三回も出るんですよ、うんちが。

よく健康本に書いてあるんですけど、一日一回は便秘のうちだと。昔は、それ読んでほんとかよーと思ってたんですけど、今二、三回健康なうんちが出る状態になってくると、なるほどなーと思うわけですね。

――少食なんだけれども、するっときちんと、出るわけね。

中野 僕は別に量はそんなに少なくないんですけどね。食べてる回数は少ないんですけど。まあいずれにせよ食べてる量とうんちの大きさっていうのはそんなに関係性がないらしく、なぜかというと、食物繊維とかで膨らむわけじゃないですか。あとは腸内細菌叢が頑張るとなんか膨らんじゃったりするんじゃないですかね。で、腸が健康だと、やっぱり血液も——血液は普通は骨で作られるんでしたっけ。

——うん、骨髄《こつずい》。

中野　そうですよね。でも人によっては、稀《まれ》ですけど、腸で作ってるっていう人もいて。いずれにせよ、きれいな血液が供給される役に立ってますよね、腸がきれいなら。

食ったつもりでいても、野菜はもう昔の野菜ではない

——血液が濁《にご》っているとどういう精神状態になるんですか。

中野　これはですね、血液が濁るっていうのは原因としては肝臓が疲れるっていうのもあるんですけど、まあ精神的にどういう人になるかっていうと、まず怒りやすくなり

ますね。私の読んだ本によると、怒りやすくてなおかつその怒りがいつまでたってもおさまらない。延々怒り続ける。だから、よく漫画でもドラマでもありますけど、会社の中年の上司は、すぐ怒鳴りちらすじゃないですか。酒の飲み過ぎ、肉の食い過ぎで肝臓が疲れきっていて、きれいな血液がめぐっていない。

―― 立場が疲れを呼ぶだけでなく年齢的にもそうなってる場合が多いから、中間管理職は怒りやすいんだ。

中野 そういうことです。だから逆に、中にはいる柔和《にゅうわ》な上司っていうのは肝臓や腸の状態がいいと考えられますね。

―― 多くの中年以降の人は不機嫌だもんね。電車などに乗っていると思うんだけど。そして自分もそういう顔してないかなあ、と反省する。

中野 そうですよね。不機嫌は、そういう食い物のせいもあるし、まあ基本的に不健康っていうのもあるし、あとは栄養不足っていうのもあるし、低血糖っていうのも大きいですよね。

―― こんな飽食の時代なのに栄養不足っていうのは、本来必要な栄養が実は足りてない、要らないものをたくさん食べてるっていうことですか。

中野　みんな食ってるつもりになってるけど、まあ栄養士さんとかがこれこれこれを食ってこれこれこうでしょうって言う。例えばほうれん草を食えばこれこれこういう作用があるっていうけど、それは昔から変わらないですよね？　ところがそのほうれん草自体がね、戦後まもなくのほうれん草と、いま普通に農薬ぶっかけられて育てられているほうれん草とじゃ土の成分が違うから、同じほうれん草の姿をしていても中身は違ってるわけですよ。

そういうこともあるし、あとは、基本的に、現代人には偏食があるから。なんでもまんべんなく食えっていうこと自体間違いだと思うんですよ。なんでもまんべんなく食うとからだに毒なものも摂ってるわけじゃないですか。それを摂るとからだのなかで、あるビタミンが消費されちゃうとかあったりして、そのビタミンがなくなっちゃうと、摂りこんでおいても活用できない栄養素が出てきちゃうから、そうなると、食ってはいるけど、栄養素の一部がなくなっちゃって栄養のバランスが取れていない、っていうのもあるみたいですね。

一番わかりやすいのは、砂糖とかアルコールを大量に摂ると、ビタミンB1が消費されちゃうんですよ。

――これは娘の病気（ミトコンドリア病。『娘よ、ゆっくり大きくなりなさい』集英社新書、に詳説）に関係あるから知ってます。要するに解糖系で糖分を分解するサイクルにはビタミンB1が非常に深くかかわってるから、うん。B1飲ませてます。

中野　砂糖とかアルコールを大量に摂って、解糖系でB1を消費すると、しばしばB1が足りなくなっちゃうんですよね。そうすると、ビタミンB群全体が働けなくなっちゃうんですよね。これがですね、わかりやすく言うと夏バテの原因であり、皮膚の問題の原因であったりします。あとはビタミンBが働かないと精神病にもなりますから。

カラダが平和だと感情が水のように流れていく

――今は中野くんはカラダが平和で頭が平安という域《いき》にきたなという感じはあるんですか。

中野　ありますよ。だから全く怒らないっていうわけじゃないけど、怒っても、割とすぐおさまります。

――だから、性格的に言うと、カラダが悪いときにはすごい粘着質だったんですけど、粘着質って全然なくなりましたね（笑）。

中野　ああ。すっとこう流れていくというか、水に流れていくように、怒りが流れて今度は別のことで笑ったりとか、感情が動いていくのね。

――ええ。

平和なカラダになるまでの、今も途上だとは思うんですけど、振り返ると、やっぱり砂糖、甘いお菓子っていうのから抜けるのがほんと大変でしたね。

——やっぱりあの甘いお菓子を食った瞬間の、なんて言うか、幸福感。あれから抜けるのはほんと大変ですよね。あれを減らしていくのはほんと大変です。

——僕で言うと、ビールを最初一杯飲んだときの、あーっていう幸福感ですけど（笑）。きっとタバコの人はね、タバコでそれがあるんだろうし。それらはみんな依存性があるんだね。

中野 それですそれです。依存性のあるものはカラダに悪いというのが原則ですね。

——しかし中野君も、ＧＩ値の高い白砂糖はいけないっていうことに知識として気がつきながら、甘い物と手を切るための、心の戦いっていうのはどういう感じだったんですか。

中野 まあオーガニックの砂糖だからいいだろう、とかね（笑）。はじめは。

——ああ、やっぱり、いきなりじゃなくてね。何事もいきなり全部やめるのは無理なんでしょうね。

中野　そうですね。だからタバコがニコチン・タール一ミリグラムのものならいいだろうっていうのと一緒ですよね。あとオーガニックのタバコならいいだろう、とか。でもね、オーガニックだろうがなんだろうが、白砂糖は白砂糖なんで。

でもしかし、僕がからだを壊した原因はほんとに砂糖だと思うんで、頑張るしかない。

――やっぱりその過程ではときどき、もういい食べちゃえっていうときもあったわけでしょう。

中野　そうですね、食ってましたね。健康食品店の大福ならいいだろうみたいな（笑）。

おはぎならいいだろう、健康食品店だからいいだろう（笑）。結局、後ろの成分表をぱっと見ると砂糖としか書いてないんですよ。

平和な心とカラダになると、暴力が近寄ってこない

――カラダの平和が社会の平和につながる、という命題を立ててみたんですが、人々がね、ちゃんとしたカラダを取り戻すことによって、世の中は変わっていきうると思いますか。

中野　うーん、そうですね、まず殺人事件とか減るんじゃないですかね。あとは車の運転も乱暴じゃなくなると思うし。

――運転していると、なんか、すごい悪意と出会うよね。今日高樹町《たかぎちょう》まで高速に乗ってきたときにも、ナンバー隠したミニバンになぜか煽《あお》られたり、直前に割り込まれたり、ずっとしてた。こんな運転をする人間がいるんだから、そりゃ戦争のときにはいろいろしただろうなって思う（笑）。中国大陸で赤ん坊を銃剣で串刺しとかさ、次々と強姦とかさ、そんなこと全くなかったってまた極端なことを言う人もいるんだけど、今の世の中の人間の全体としての質を見ると――低いじゃない？　すぐ暴力に訴えちゃう人もいるわけだし、やくざ者もいるわけだから、この全体をわっと戦場の暴力の中に持っていったら、それはなんだってやるんだろうなっていう感じがしますね。

中野　平和になると、そういうことが近寄ってこないですよ。これはちょっと不思議な話になってくると思うんですけど、そういうことに出会わなくなるというか、自分の身にはなかなか降りかかってこなくなる。それはなんですかね。

――それはあると思う。例えば今日のことで言えば、僕自身が、スピードを出していたっていうことが、遠い原因としてあるわけだよね。その人の車より速く走ってたという。それが血の濁ったおっさんにビビッときて、ぶつけようとしてきたっていう。たぶんそういう、トラブルを引き寄せるような行動を自分がしなくなるっていうことはあるのかなぁと。

中野　それはありますね。あと、あ、あの車、なんだ、おかしいな、と思ったら、スピードを落とせる。張り合う気持ちが起こらない。

――カラダが平和になると、人々が温和に、しかも鈍くなるんじゃなくて鋭いまま温和になっていくわけでしょう。頭がすっきりするということは。

中野　頭はよりクリアに、からだもクリアに。

――そしたら賢い判断をすることになりますよね。いろんな人間関係のうえでも。先を争うよりも、どうすれば共存できるか、を中心に考える。

中野 うん、そうですね。

――ちょっとぐらい日本海にミサイル飛ばされたって、金正日に原爆落とせっていうふうに、短絡しないとか。むこうが核ならこっちも核だとかならない。

中野 ちっちゃい核なら持っていいんだ、とかね（笑）。馬鹿だね。

その、核兵器を撃ち合うという発想にまで行かせるのは、僕に言わせれば砂糖とアブラですね。濁った血液。つまりは不健康。

すべてがつながる幸福感、安心

――もうひとつ、「平和なカラダで世界を感じる」という言葉を立ててみたんですが、カラダがよくなることによって精神が解放されてくると、世界の見え方はどうなっていくと思いますか。

中野　これはですね、やっぱりいろんな本を読むと、みんな同じことを言ってるんですけど、宇宙意識的なものがあって、それはみんなつながってると。で、一個一個の肉体は違うけれども、みんなその宇宙意識から分かれてきたもので、それを宇宙意識と呼ぶのか全体的な神と呼ぶのかそれは人によって違うと思うのですが、みんなそれから生まれてきたんだと。世界全体は一体なんだと。

そういうことを読んでも、どんどん健康になるにしたがって、それがだんだん、ふーん、そうだね、って素直に肯定《こうてい》できるようになってくる、なんというか、おめでたくなるというか。

――うん。世界との一体感があり、すべてがつながってるような感じがすると、それは非常に安心もするし、「わかる力」っていうのがすごく、磨かれている状態ですよね。よく悟りとかいうけど、これから何がくるかわかんないみたいな恐怖から解放される。

中野　そうですね、あると思いますね。そんなに悪いことは起こらないだろうとか、きっといいことがあるだろうとか、そういう雰囲気になるみたいですね。

そして、そっちのほうが幸福感を日々味わえますね。例えばその、ヒットチャートで一位になった幸福感とかそういうのもありますけど、そういうものよりなんか平和ですよね。

人との比較じゃないところでの幸福感を日々感じていられるみたいな。だからなんかこう、例えは変かもしれないけど、家で、貯金通帳見てフフフみたいな、ほくそ笑むみたいな、あったりするわけじゃないですか。そんなせこい人間みたいにならない。俺はこんなに心が平和だし、うんちも毎日二回出るし、あー幸せ、っていつも自分のなかで思ってるっていう。

——他との比較においてじゃないっていうところが重要ですね。

中野　そうですね。

——僕もここへ来る前、公園で娘を遊ばせてて、うちの子は病気も障碍《しょうがい》もあっていろいろ将来大変かもしれないっていうマイナスの方向に思ってると暗くなるんだけど、なんかいま、実は幸せなんですよね。昔の、例えば劇団を大きくしたいとか、なんか人に注目されたいとかそういうようなことはもう全然どうでもよくなって、いま子どもが無事で、目の前で笑ってくれているということだけですごく幸せ。人からどう評価されてるか、注目されてるか、とかと関係ない幸福っていうの、あるなぁと。そしてその幸福な「いま」の連続しか、僕らにはないんだよね。

中野 そうですね。それでしょうね、きっと。

ポルシェが買えるより一日二回うんちが出る方がずっと幸せ

――経済的な指標は落っこちるかもしれないけど、みんながこんなに一生懸命、死にそうにまでなってお金を稼がなくても、少ないもので、食べ物もそうだけど、まわるようにすれば幸福感を得られる人が多くなると思うんですけどね。不安を煽られてるでしょう。下流に落っこちるとか。

中野　まあね、そうでしょうね。落ちると思ってる人は上も見ちゃうじゃないですか。年収が五〇〇万だったら、ようし七〇〇万は羨《うらや》ましいとかさ。ああ一〇〇〇万あったらいいだろうなとか。それは僕だって思いますよ。あー年収何億あったら、大リーグの選手ってどんな気分でやってるんだろうなとか（笑）、思いますけど、それと、俺の心の中の満足度とは全然また違うものです。

――それは無人島を買ったり自家用飛行機買ったりしたらそれはそれで面白かろうなっていうのはあるけど、それとは別に幸福がある。

中野　うん、もう全然、物があるから幸せとかじゃないんだもん。ポルシェを現金で買える幸せよりも、今日も二回うんち出た、すっげぇ。俺っていいなーっていう。俺ってこんなに健康になれたんだ、あーうれしい、っていう。そっちのほうが、全然うれしいいんですよ。

ポルシェが買える一週間便秘の人より、いいですよ。国産車でうんちがするする出たほうが。全然いい。

――この幸せはお金がかからないっていうのが特徴ですね。意志と知識があれば。

中野　そうなんです。物を買わなきゃなれないっていうものじゃないんですよ。何かを買って摂れっていう、プラスの健康法じゃないんですよ。マイナスなんですよ。食事を抜け、っていう方法だから。

――甲田医院だって薬も出さないっていったらどうやって経営してるんだって思うけど。

中野　非常に貧しいでしょう。質素な経営状態。だけど厚生労働省のそういう点数制度にしろなんにしろ、薬屋が儲かるようになっちゃっているんです。それで、いいお客さんになってほいほい薬を飲んでるのが堀切さんですよ（笑）。無理矢理もぎとってくるわけでしょ、医者から。薬フェチなのかな？

――怠け者なのかも知れないな。ちゃんと自分の意志で断食したりしないで楽して治ろうとしてるっていう（笑）。

中野　その姿勢ではひどいものが返ってきますよ。
　でも、クラシカルホメオパシーは楽して返ってくるんだよなあ。それが不思議なんだよなあ。

――なるほど。だから、僕もいますごくそっちに惹《ひ》かれている（笑）。

中野　みんな一度カラダを壊すとわかるんですよね。そこが、不思議ですよね。でも俺は、カラダ壊して、お父さんがガンで、ほんとに無残に亡くなって、で、気づかせてもらったっていう感じ。俺が最悪のときにお父さんが最悪の状態で死んだから、それはほんとにね、助けられたんだなーと思ってますね。

平和のためのあとがき

後書きである。サンプラザ中野だー！

俺は今、平和である。今まで生きてきた中で一番の平和の中にいる、と意識している。心がほぼ乱れない。つまり落ち込んだり、パニックになったりしないのである。以前は酷《ひど》く乱れていた。悲しくなったり、自分が不幸だと考えたり、世の中を呪ったりしていた。それらの見苦しいところを全て克服できているように思う。そして今、様々な原因を探し続けている。その状態に陥った理由。そして抜け出せた理由を、である。

誰よりも俺に「気付き」を与えてくれたのは父だ。一九九六年秋、父は六八歳でこの世を去った。胸腺癌であった。闘病をしたのだが助からなかった。これを目の前で見た。日本人はとても素直である。権威に弱い。だから医者を神のように崇《あが》める。政治家を崇める。役人を崇める。銀行を崇める。巨大企業を崇める。そして自律できなくなっている。だから健康のことも、投資のことも、保険のことも大問題になってしまった。

当たり前なのだが、医者は健康をくれる神様ではない。銀行はお金の面倒を見てくれるボランティアではない。

気付いた俺は勉強を始めた。健康に関して研究した。本を読んだ。ネットで検索をした。そして日本人は食べ過ぎであると理解した。しかも良くないモノを食べさせられている、と。だから日々、半日断食を励行している。ベジタリアンを遂行し続けている。投資の方も研究中である。負け続けているのだが。しかし健康に関しては勝ち続けているようだ。今のところ大変上手くいっている。何しろ平和なカラダなのであるからね。

「抜け出さなければならない健康状態」に陥ってしまった最大の原因は「食」だと考えている。英語には「You are what you eat.」という言葉があるのだそうだ。「貴方は貴方の食べたもの」。まさしくそうだと思う。激しく同意。はげ同、である。書き出しで「心」のことにふれた。食べ物は身体を作るだけではない。心も作るのである。そこのところを言い表しているのだね。「You are what you eat.」という言葉はさ。お昼をそこら辺で売っている弁当ですましてはいけない。何が入っているかわからない。レンジでチンで暖めてはいけない。食材のくれる栄養を素から壊してしまうかもしれないから。食べ物に限っては「便利」はやがて心身に「不幸」として帰ってくるのだよ。「安い」は高い医療費に跳ね返ってくるかもしれないのだよ。

とまあ医療費は高い。個人が払っているのは三割か。だがつまり残りの七割はみんなで払っているのだ。考えてみるとクラシカルホメオパシーは安いよ。相当。だから上手く西洋医学と両刀遣いできればよいと思うのだ。そうすれば日本がより健康になると思うのだ。安価に。だから俺は広めようとしている。

この本の企画および俺の対談相手も務めた堀切氏をクラシカルホメオパシー的にインタビューした。もちろん日本において医療行為ではない、と認識してもらった上でだ。言うなれば健康アドバイス。で、本文中で判別したレメディを摂った後、堀切氏に変化は……、なかった。なので一月後にフォローアップと称してまた一つのレメディを選んだ。つい最近のことだ。果たして堀切氏に変化は……、ちょっとあったようである。特に精神的に酷く落ちないようなのである。何とか保っていられるらしい。まだ継続して様子を見なくては何とも言えない。が、しかし堀切氏には薬地獄から抜け出して欲しい。なので注視していきたいと思う。制作に関し感謝しつつ、堀切氏の健康増進をお祈りしたい。
より健康であれば日本人はより素敵になれる。こんな長生きの国は滅多にないのだから、健康にもっと関心を持とう。なによりも伝えたいことは一つ。ともに「喰い改めよう!」皆さん! 俺は一二五歳まで生きます。では3rd LOVE。

サンプラザ・ホメオパス・中野

サンプラザ・ホメオパス・中野

一九六〇年生まれ。歌手。二年間のアマチュアバンド活動を経て一九八四年に爆風スランプのヴォーカルとしてデビュー。パワフルで奥深いサウンドにユニークなパフォーマンスが話題を呼び、若者を中心に支持を得る。八八年「Runner」の爆発的ヒットにより、更に幅広いファンを獲得。その後も「リゾ・ラバ(resort lovers)」「大きな玉ねぎの下で～はるかなる想い～」(八九)「旅人よ～The Longest Journey～」(九六)をはじめ数々の名曲をリリースしミュージックシーンに確固たる地位を築く。しかし、一五周年を迎えた一九九四年に爆風スランプは活動休止宣言。

現在は「サンプラザ中野」として「歌手」「健康」「株」を中心に、執筆業やランナーなど幅広い活動を行っている。

また二〇〇六年には西洋医学のクラシカルホメオパシーのホメオパスの資格を取得。文化的な活動をする場合に限定的に改名し「サンプラザ・ホメオパス・中野」としても活動する。

平和なカラダ

二〇〇七年七月二五日　初版第一刷　発行

著者　サンプラザ・ホメオパス・中野
発行人　堀切和雅
編集人　堀切和雅
発行所　有限会社ユビキタ・スタジオ
〒一一一–〇〇五一　東京都台東区蔵前二–一四–一四
アノニマ・スタジオ内
TEL　：〇三・六六九九・一〇六四
FAX　：〇三・六六九九・一〇七一
MAIL：docodemo@ubiq-st.net
URL　：http://ubiq-st.net

発売元　KTC中央出版
〒一一一–〇〇五一　東京都台東区蔵前二–一四–一四
印刷・製本　株式会社廣済堂

ISBN978-4-87758-511-2 C0076 ¥1600E ©2007 Kiyoshi Matsumura, Printed in Japan